Em breve seremos três

A aventura de ser pais pela primeira vez

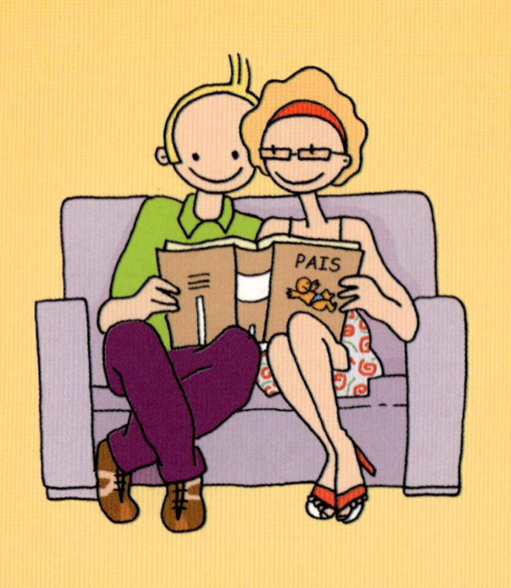
PAIS

Montse Rodríguez

Em breve seremos três

A aventura de ser pais pela primeira vez

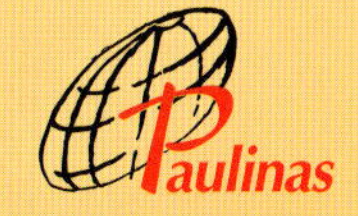

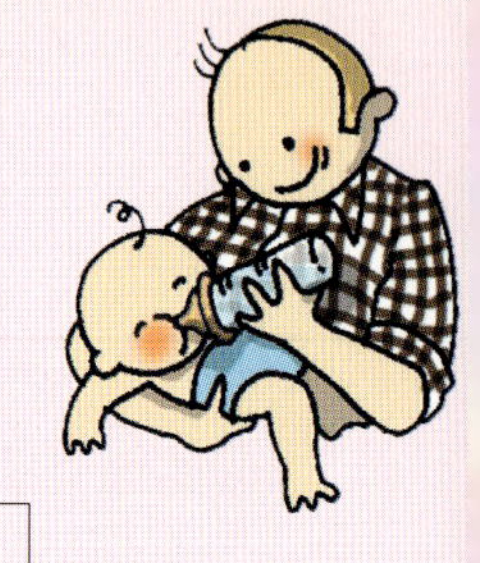

Dados Internacionais de Catalogação na Publicação (CIP)
(Câmara Brasileira do Livro, SP, Brasil)

Rodríguez, Montse
Em breve seremos três : a aventura de ser pais pela primeira vez / Montse Rodríquez ; tradução Maria Luisa Garcia Prada. – 3. ed. São Paulo : Paulinas, 2013. – (Coleção conviver)

Título original: Pronto seremos tres : la aventura de ser padres por primera vez
ISBN 978-85-356-3667-3
ISBN 84-342-4000-9 (ed. original)

1. Gravidez - Obras de divulgação 2. Parto - Obras de divulgação 3. Recém-nascido - Saúde e higiene - Obras de divulgação I. Título. II. Série.

CDD-618.2
13-11725 NLM-WQ 100

Índice para catálogo sistemático:

1. Gravidez : Obstetrícia : Medicina : Obras de divulgação 618.2

Título original da obra: *Pronto seremos tres: la aventura de ser padres por primera vez*

Direção-geral: *Flávia Reginatto*
Editora responsável: *Andréia Schweitzer*
Copidesque: *Simone Rezende*
Coordenação de revisão: *Marina Mendonça*
Revisão: *Mônica Elaine G. S. da Costa*
Direção de arte: *Irma Cipriani*
Assistente de arte: *Sandra Braga*
Gerente de produção: *Felício Calegaro Neto*
Projeto gráfico: *Manuel Rebelato Miramontes*
Ilustrações: *Carles Ferrer*
Tradução: *Maria Luísa Garcia Prado*

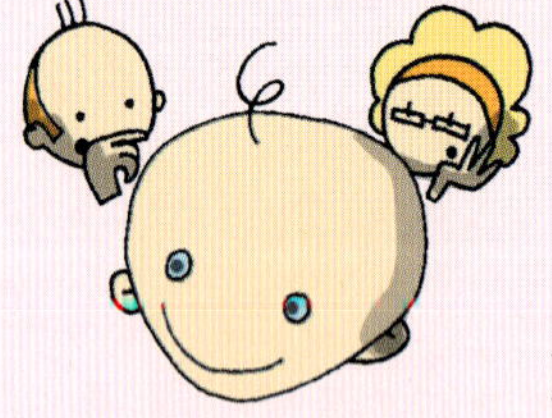

3ª edição – 2013

Paulinas
Rua Dona Inácia Uchoa, 62
04110-020 – São Paulo – SP (Brasil)
Tel.: (11) 2125-3500
http://www.paulinas.org.br – editora@paulinas.com.br
Telemarketing e SAC: 0800-7010081

Apresentação

Se você está com este livro nas mãos, é bastante provável que esteja em busca de algumas respostas. Entretanto, gostaríamos de começar com uma pergunta: você vai ser mamãe ou papai? Você acredita que está na hora de aumentar a família?

Se você vai ser mamãe, a recomendação é que compartilhe estas páginas com seu marido. Se você vai ser papai, não pense que está diante de um livro sobre grávidas e bebês.

Aqui vamos falar dos dois – papai, mamãe – e desse projeto em comum que os dois traçaram e que se materializará um dia – não muito distante – no nascimento de mais uma pessoa: seu filho.

Pode ser que vocês ainda estejam na fase de busca da gravidez, porém, muito provavelmente, se chegaram até aqui, é porque já se encontram diante do fato consumado... Ou talvez o bebê já tenha nascido e vocês estejam preparando-se para a tarefa mais difícil e maravilhosa de suas vidas: criá-lo.

Ao ler estas páginas, sempre que vocês se depararem com palavras como amniocentese, mudança de hábitos, cesariana, instabilidade emocional, resguardo... terão a sensação de ter embarcado em uma das piores torturas da humanidade, mas imagens como a do primeiro sorriso do bebê, seu sono tranquilo e profundo em seu colo ou suas mãozinhas agarrando seu dedo, desencadearão uma série de sentimentos novos e poderosos, e vocês agradecerão mil vezes ter tomado a decisão de deixar de ser dois para se tornar três.

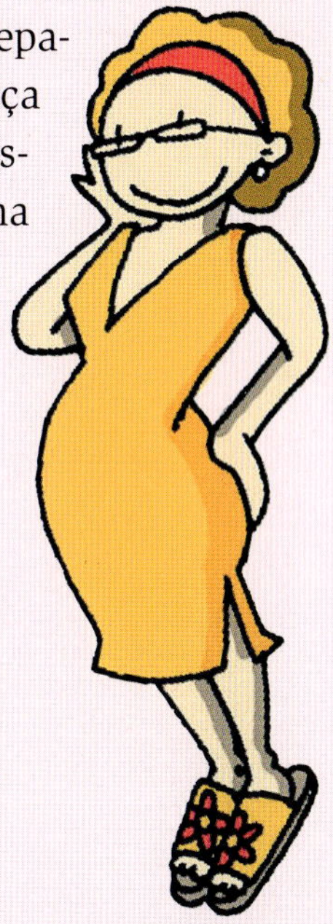

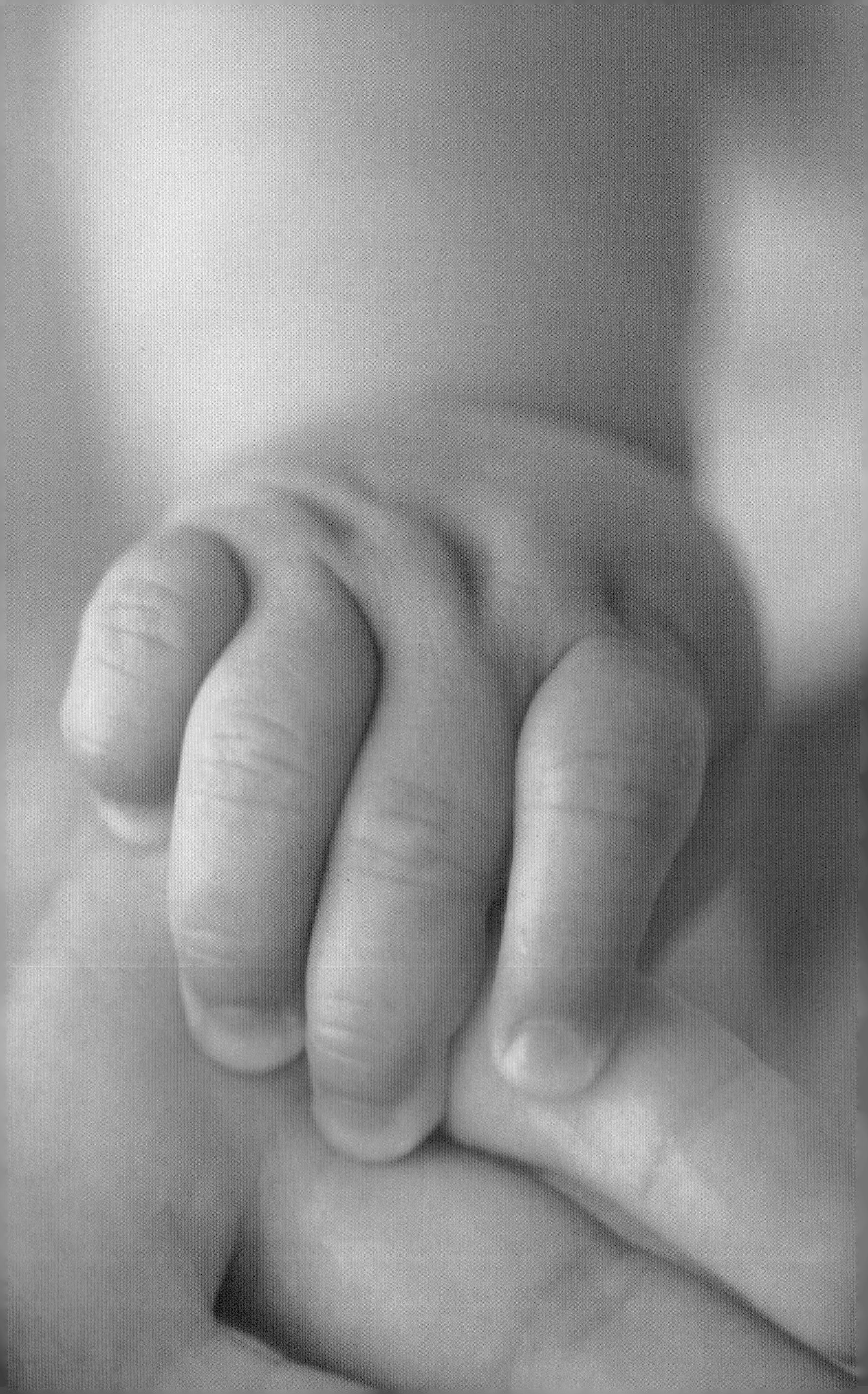

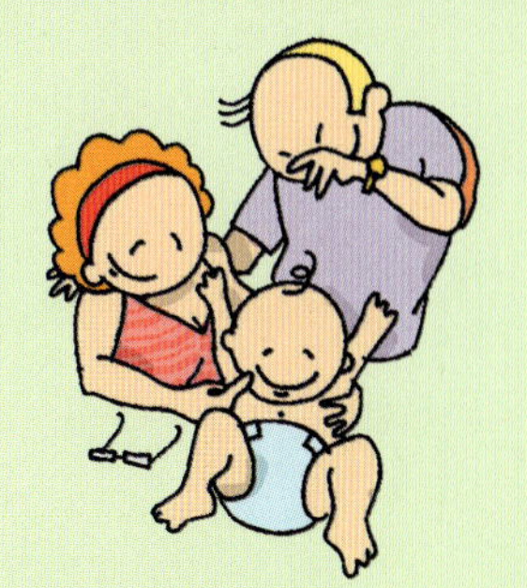

Sumário

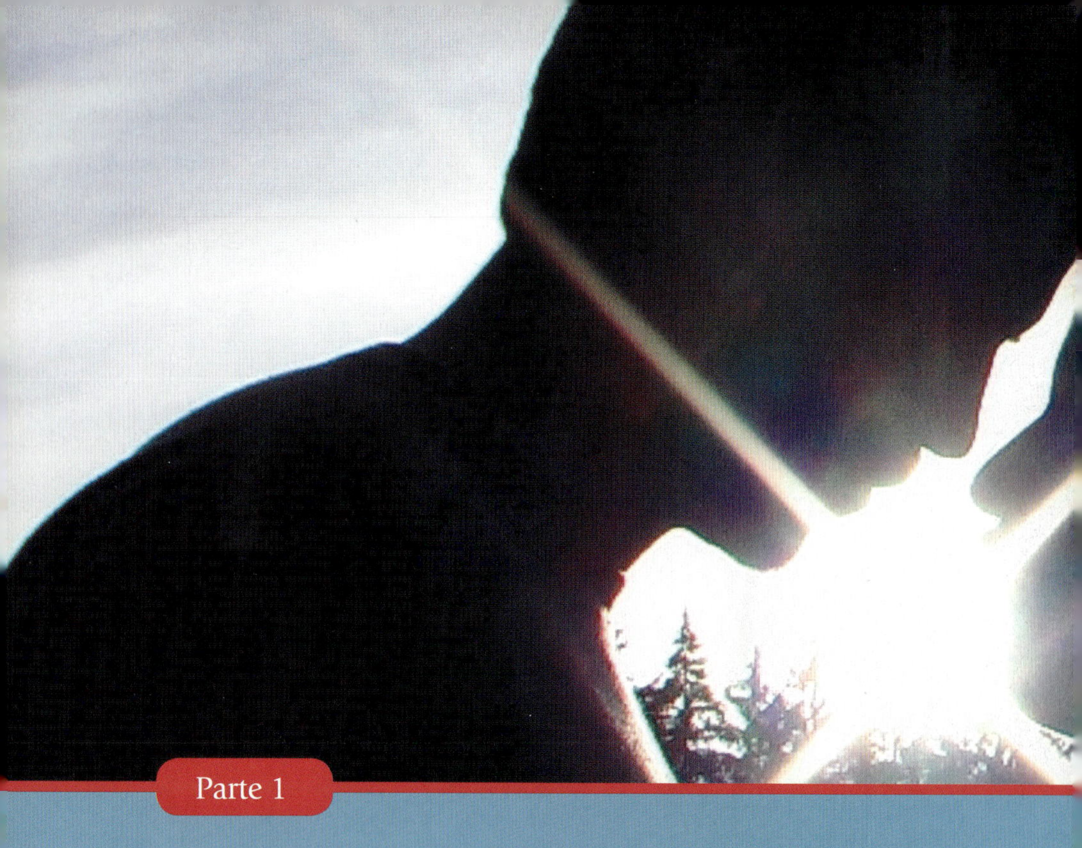

Parte 1

A notícia: euforia e perplexidade

1 Começam as tentativas de gravidez!

2 O filho que não chega

3 Estamos grávidos!

4 Assumir o novo estado

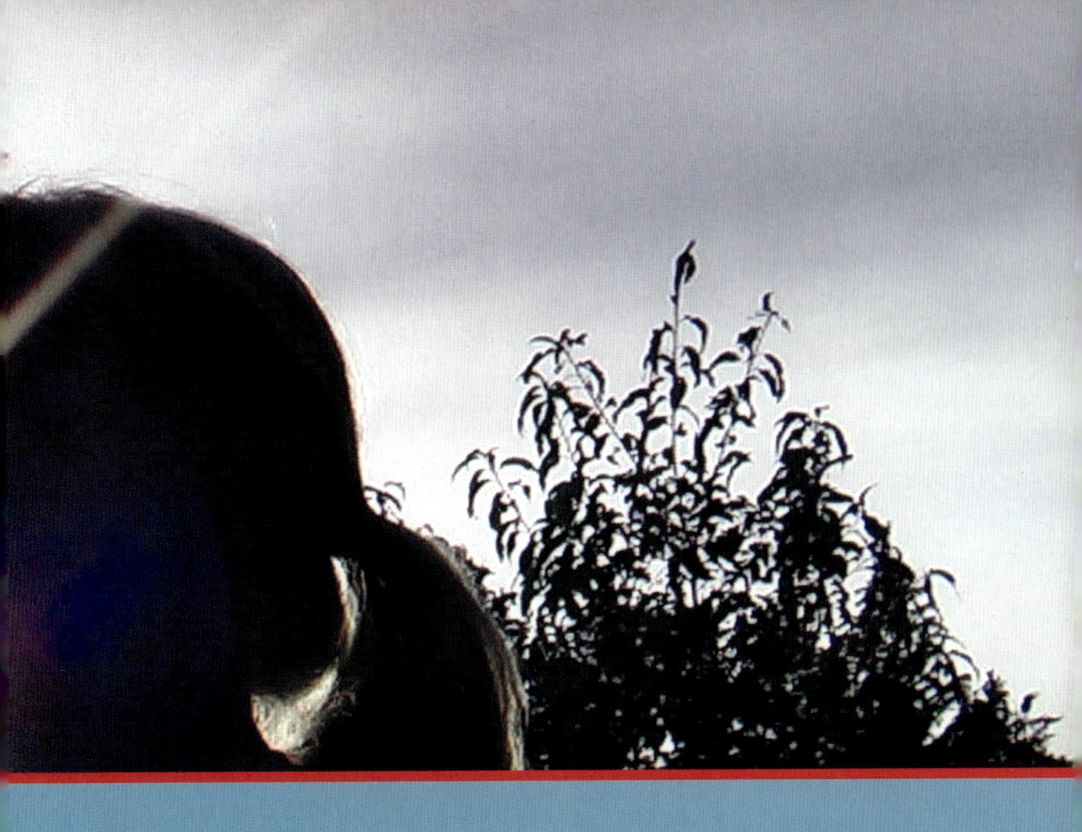

Depois de equilibrar todos os condicionantes profissionais, financeiros, de habitação e estilo de vida... Depois de avaliar todos os prós e contras... Finalmente decidimos ter um filho!

Mas nem tudo são cálculos frios e racionais. Na decisão de ter um filho há sempre um pouco de irracionalidade que a transforma em uma experiência excitante. Contudo, por mais espontânea que seja a decisão, para ter um filho, hoje em dia, é preciso dispor-se a isso. Assim como tomamos alguns cuidados para evitar a gravidez, também são necessárias certas medidas para que ela aconteça.

Na maior parte dos casos será suficiente eliminar algum método anticoncepcional que esteja sendo usado até o momento, mas nem sempre se acerta logo de cara. É aí que começa um caminho mais ou menos longo em busca da gravidez, com influências positivas ou negativas na relação afetiva do casal.

Todos os caminhos, por mais longos que sejam, começam do mesmo modo: dando o primeiro passo. Então, vamos lá, comecemos com o pé direito!

1. Começam as tentativas de gravidez!

Tentando de modo positivo

As sensações e emoções próprias do contato íntimo somam-se à emoção de saber que esse ato de amor pode resultar na fecundação de um novo ser. Isso amplia emocionalmente o ato sexual, podendo torná-lo ainda mais agradável. Ao prazer habitual soma-se agora um novo leque de sensações até então desconhecidas, que conferem mais intensidade ao ato amoroso e fortalecem a relação conjugal. Trata-se talvez do projeto em comum mais ambicioso de todos e não pressupõe, pelo menos nessa primeira etapa, nenhum sacrifício, mas exatamente o contrário. A sensação de união física e espiritual entre os dois adquire dimensões novas, altamente gratificantes. Entretanto, logo no início desse novo caminho podemos ser pegos em alguma armadilha.

O bebê imaginário

Muitos psicólogos falam das fantasias maternas que ocorrem durante a gestação e que consistem na criação de um bebê imaginário (já que ainda não se conhece de modo real) que vai sendo idealizado em função dos desejos, anseios, expectativas e ansiedades da mãe. Essas fantasias podem surgir até mesmo antes da concepção e parecem ter alguma influência no novo ser e também no próprio ato de conceber.

Tentando de modo negativo

A gravidez não é algo que pode ser constatado instantaneamente. Por mais fácil e rápido que seja o método, será preciso aguardar alguns dias para saber com certeza o resultado. Na maior parte das vezes não será suficiente apenas uma tentativa, e é nesse momento que podemos começar a adotar as primeiras atitudes negativas. Na ânsia de perseguir o objetivo da gravidez, as relações sexuais por si só podem perder validade, transformando-se aos poucos em etapas a vencer para se alcançar o objetivo.

É comum que as relações sexuais comecem a perder espontaneidade e emotividade, e em alguns casos cheguem inclusive a se resumir a datas predeterminadas nas quais a concepção é mais provável, sendo deixadas de lado nos períodos em que a mulher não está fértil. Muda a frequência do ato amoroso, que passa a ser programado em prol da almejada meta de engravidar.

Começamos assim a esquecer nossos papéis de homem e mulher, criando uma situação que pode, lentamente, desgastar a relação conjugal e enfraquecer os laços de união existentes.

Não confundir sexo com concepção

Com o passar dos dias, a expectativa do contato sexual vai sendo substituída pela expectativa de gerar um filho. Os desejos podem fundir-se e confundir-se em um só, e, se o objetivo não é alcançado, o ato sexual parece perder a razão de ser.

Esse processo fica ainda mais complicado quando a busca da gravidez se prolonga além do esperado. A angústia diante da ausência de resultados pode transformar-se na causa da dificuldade de engravidar, que por sua vez gera maior angústia no casal, instalando-se um círculo vicioso difícil de quebrar.

A concepção de um filho, embora seja uma decisão voluntária e refletida, não é como comprar uma casa ou planejar uma viagem de férias. Ao decidir ter um filho devemos contar não só com a nossa vontade, mas também com a vontade da natureza. Será melhor aceitar esse fato desde o primeiro instante, já que a natureza, com seus caprichos, estará presente durante toda a vida desse filho tão desejado.

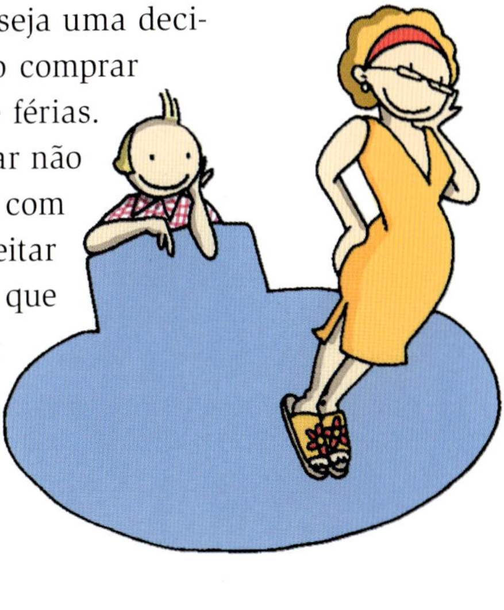

Confusão de papéis

Talvez existam casais cujo objetivo de gerar um filho não tenha nenhuma influência sobre sua vida sexual ou sentimental, mas mesmo esses casais devem estar atentos, porque é nessa fase que realmente começa a definição de papéis diante da futura paternidade.

Inclusive, antes de conceber esse filho, cada membro do casal deve ter a preocupação de manter seu papel de homem ou mulher, independentemente da função procriadora. Ao se preservar a identidade do casal, como uma associação entre duas pessoas que se amam, será possível evitar eventuais frustrações posteriores que alguns casais experimentam a partir do momento que se tornam pais.

Ouvidos moucos

Não devemos permitir que a pressão social condicione nossa decisão de ser pais. É certo que algumas vezes escutaremos frases como: "meu maior sonho é ter um neto" ou "se vocês esperarem mais vai ser tarde". Levados pela mesma pressão também diremos: "acho que já passei da idade" ou "sem filhos o casamento não está completo" ou "todos os nossos amigos têm filhos"... Todas essas mensagens ofuscam a verdadeira pergunta que devemos responder: "queremos mesmo ter um filho?" A resposta deve ser sincera e expressar apenas o desejo dos cônjuges.

O mistério da concepção

Antes de o óvulo materno ser fecundado, a concepção do filho ocorre na mente dos futuros pais, e mesmo que os dois estejam perfeitamente saudáveis, a concepção real não se produz de maneira imediata sempre que a buscamos. Além das leis de probabilidade, atuam também alguns fatores psicológicos, como "querer e recusar" a gravidez ao mesmo tempo. A decisão de ter um filho de certo modo nos obriga a viver no futuro e isso pode gerar medos que, embora inconscientes, acabam dificultando a concepção.

É importante, portanto, que o casal tenha tomado essa decisão de maneira livre e voluntária, sem se deixar levar por pressões sociais. A sociedade tem evoluído a passos gigantescos; contudo, algumas mensagens continuam latentes, bombardeando-nos sutilmente a todo instante. Não permitir que essa pressão nos condicione será o primeiro passo para a fecundação e para uma paternidade posterior tranquila e prazerosa.

Algumas precauções

Como quase todas as decisões importantes que precisam ser tomadas na vida, o ato de conceber um filho requer certo preparo. Seguir alguns passos prévios à gravidez pode ser uma boa maneira de o casal dar início ao treinamento da paternidade.

Exames

Os dois membros do casal devem submeter-se aos exames necessários para detectar eventuais doenças infecciosas que possam ser transmitidas para o bebê, e também para verificar sua compatibilidade de tipo e fator sanguíneos.

No caso da mulher servirão também para conhecer as doenças que ela sofreu ao longo da vida, a fim de que possam ser administradas as vacinas adequadas para protegê-la durante a gestação. As infecções mais comuns são a rubéola e a varicela; se não foram contraídas anteriormente, poderão aparecer durante a gravidez e prejudicar o feto. O casal deve estar ciente de que a vacinação pode adiar a gravidez, uma vez que se recomenda esperar alguns meses entre a vacina e a concepção.

Vitaminas

Níveis adequados de certas vitaminas, como o ácido fólico, no organismo da mãe ajudarão a evitar possíveis malformações no bebê. Essa vitamina pode ser encontrada na laranja, nos vegetais de folhas verdes, em aspargos, lentilhas ou cereais enriquecidos, e recomenda-se que toda mulher que deseje engravidar inclua esses alimentos em sua dieta.

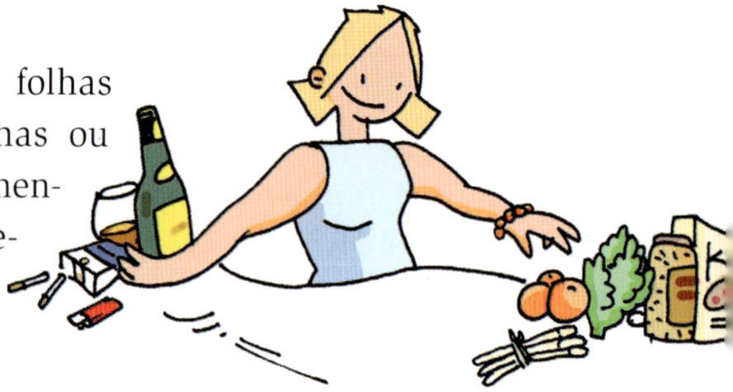

Substâncias tóxicas

É comum o casal ter hábitos que podem resultar prejudiciais para a fecundação e a formação do feto. Podemos citar o fumo, o álcool e certas substâncias tóxicas que são absorvidas pela pele (por exemplo, algumas tinturas de cabelo), que deveriam ser eliminados antes da concepção, para favorecê-la e permitir que a gestação se desenvolva de maneira mais sadia.

Convém que o casal aborde essa questão em conjunto, e o homem precisa abandonar a ideia de que só a mulher tem de estar saudável.

Alguns estudos indicam que o tabagismo influi na morfologia e na motilidade dos espermatozoides e, consequentemente, na fecundação.

Anticoncepcionais

De modo geral, se o casal estava usando preservativos ou diafragma como método anticoncepcional, poderá colocar-se em ação imediatamente, mas para a maioria dos anticoncepcionais aconselha-se um tempo de espera antes de iniciar as tentativas de engravidar, até que o ciclo menstrual da mulher se normalize.

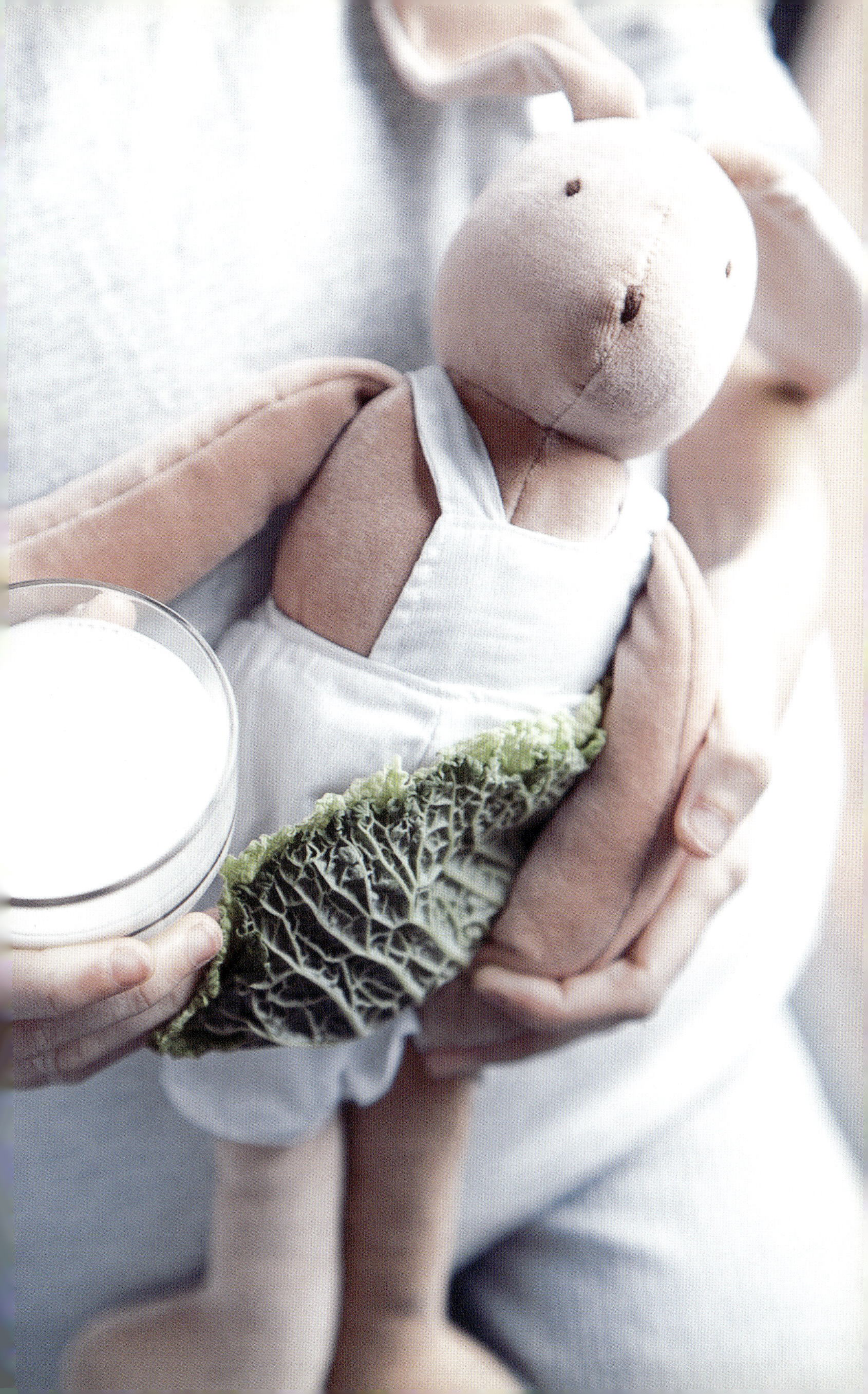

2. O filho que não chega

Buscando causas e não culpados

Verificamos, portanto, que embora tudo pareça estar na mais perfeita ordem, tentar engravidar de maneira voluntária e responsável não é tão simples como se imaginava à primeira vista. O que estará acontecendo quando, apesar do cuidadoso planejamento, a gravidez não acontece? Esta é uma das principais dificuldades que muitos casais enfrentam atualmente: a infertilidade.

Se, passados doze meses desde o início das tentativas de gravidez, esta não ocorrer, será necessário procurar um especialista. É possível que haja algum problema relacionado à fertilidade, e as causas podem ser múltiplas. Não se deve permitir que o sentimento de culpa se instale nesse momento em nenhum dos membros do casal.

Em uma porcentagem elevada de casos, as causas da impossibilidade de fecundação têm a ver com os dois; mas, ainda que apenas um dos cônjuges seja o responsável direto, ele não tem culpa nenhuma. Alguém se sente culpado por ter contraído uma gripe ou uma pneumonia, ou por ter nascido com bronquite asmática? Guardadas as devidas proporções, ninguém pode se sentir culpado por ser infértil. A culpa é um sentimento negativo que costuma gerar censuras e frustração, podendo complicar ainda mais o processo de fecundação.

Período de exames

Em primeiro lugar, recomenda-se fazer um *check-up* completo que permita detectar possíveis origens patológicas dessa disfunção (algumas doenças contraídas anteriormente como diabetes, infecções urinárias, transtornos neurológicos etc., podem influir diretamente na infertilidade). Também é importante realizar uma avaliação criteriosa do perfil espermático e dos níveis hormonais, assim como analisar a qualidade do ato sexual ou possíveis causas congênitas.

Para a mulher, é fundamental investigar, em qualquer circunstância, se há um histórico de eventos de gravidez ou de abortos ocorridos anteriormente, e analisar cuidadosamente todos os elementos de seu organismo que interferem no sistema reprodutor.

Controlando a situação

Essa condição muitas vezes envereda por um caminho cheio de exames e procedimentos; abre-se um período de incertezas diante das quais se espera com ansiedade uma resposta, o que pode levar a um estado de angústia e depressão.

Muito antes de ser concebido, esse novo ser já possui uma espécie de identidade, fruto das fantasias que se desencadeiam na mente de seus progenitores. De certo modo, constatar que o filho não chega implica ter de renunciar a algo que já existe – ainda que seja apenas em nossa mente –, e isso é difícil até para as pessoas mais seguras e otimistas. Por esse motivo, a recomendação é procurar apoio psicológico, que ajude a encarar de modo mais descontraído todo o processo de busca da gravidez, para que o desgaste emocional seja menor.

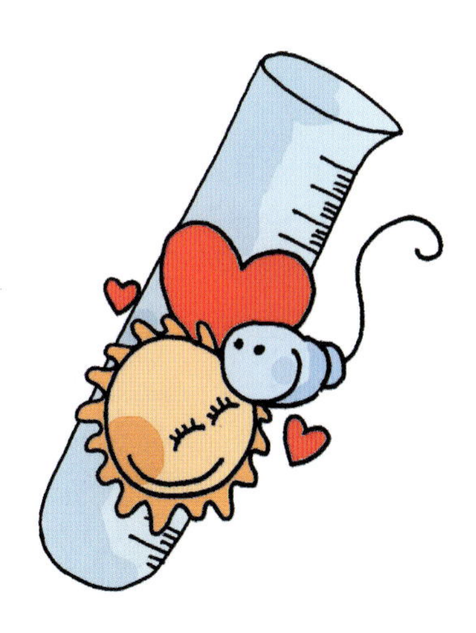

Compensando tensões

Não podemos esquecer que o ginecologista fará tudo o que estiver ao seu alcance para que a gravidez ocorra, de modo que, além do casal, toda a equipe médica estará tentando – todos com o mesmo objetivo, caminhando na mesma direção. E, se de certa forma isso pode ser muito positivo, de outra pode acrescentar ainda mais pressão.

Por um lado, nos sentiremos mais amparados pela ajuda desse profissional, mas por outro podemos ter a sensação de ser alguém mais a quem devemos prestar contas. De certo modo, sentiremos que nosso projeto pessoal se transforma em um processo pouco espontâneo, planejado demais e com expectativas pela obtenção de resultados que podem paralisar-nos completamente.

O psicólogo nos ajudará a lidar com nossos estados emocionais diante de cada passo do processo, contribuindo para que nossa mente se mantenha relaxada e com isso trabalhe em nosso favor. Em última instância, também será muito útil naqueles casos em que, por fim, o casal desiste de ter um filho. Com a ajuda psicológica poderemos colocar novamente o assunto em seu devido lugar e não vivenciar essa desistência como uma tragédia.

São muitos os casais que viram fracassado o sonho de gerar um filho de modo completamente natural. Mesmo nesses casos, todo o processo de busca deveria servir para que o casal se conhecesse melhor, fortalecesse sua relação e começasse a pensar em outros meios de paternidade que podem ser tão ou mais gratificantes.

Entretanto, não devemos ser pessimistas, já que há tratamentos de fertilidade assistida com alta porcentagem de sucesso.

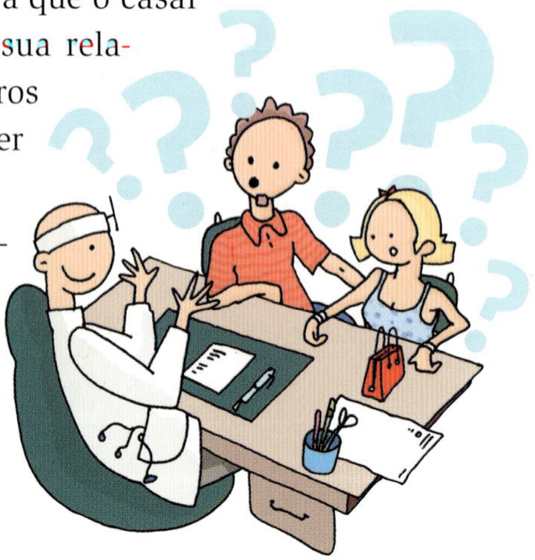

Por que não conseguimos conceber um filho?

A idade é um dos fatores que exercem cada vez mais influência na dificuldade de conceber um filho, tanto no homem como na mulher.

Atualmente, muitos casais fazem a primeira tentativa de gravidez depois dos 35 anos. A curva de fertilidade feminina diminui de maneira natural a partir dessa idade; a quantidade e qualidade do sêmen masculino também diminuem com o passar dos anos. Logicamente, existem muitas outras causas que originam a infertilidade feminina e masculina.

Principais causas da infertilidade

Órgãos reprodutores

Problemas decorrentes de características específicas dos órgãos reprodutores do casal, entre eles a impossibilidade de permitir a passagem dos espermatozoides ou dos óvulos (por meio das trompas e do útero, no caso da mulher, ou pelos ductos seminais, no caso do homem). Podem ser resultantes de infecções ou cirurgias anteriores.

Sistema hormonal

São todos aqueles distúrbios causados pelo mau funcionamento das glândulas endócrinas. No caso do homem podem produzir uma diminuição da quantidade e da qualidade dos espermatozoides. Podem ser decorrentes de estresse, substâncias tóxicas, idade ou pequenos tumores localizados na hipófise.

Sistema imunológico

Situações em que o organismo da mulher ou do homem produz substâncias que matam os espermatozoides ou impedem seu movimento. Podem ser decorrentes de inflamações ou problemas anatômicos.

Origem desconhecida

Uma vez descartadas todas as causas biológicas, existe também uma porcentagem de casais cuja infertilidade é mais complexa e não tem uma explicação aparente.

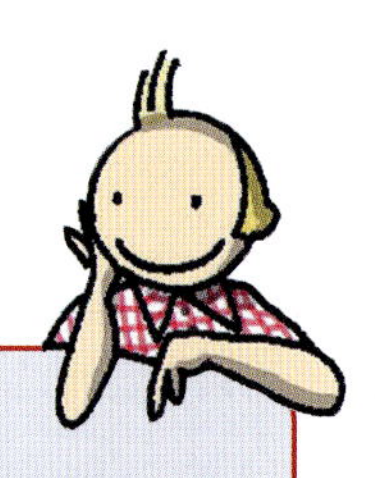

Adoção

É crescente o número de casais que, motivados por sua consciência social, optam pela adoção de uma criança mesmo sendo férteis. No caso da infertilidade, essa pode ser uma opção valiosa para que o casal não desista da ideia de ter filhos. Afinal, o que é ser pai ou mãe? As respostas podem ser infinitas, mas todas demonstrarão que o fato biológico é apenas uma parte – fascinante, mas muito pequena –, se comparada com a maravilhosa e inesgotável experiência de transformar um pequeno ser em uma pessoa independente e responsável por seus atos.
A adoção também nos obriga a lembrar de algo que passa despercebido para muitos pais biológicos. Embora tenhamos gerado e dado à luz nosso filho, ele não nos pertence. Cada pessoa é um ser livre e individual. A relação que se estabelece entre pais e filhos nunca dependerá do fato de terem o mesmo sangue, e sim dos vínculos afetivos que conseguirem criar.
No mundo todo, quanto afeto e carinho milhões de crianças estão desejando receber de seus pais biológicos, que não são capazes de construir dia após dia esses laços afetivos?
Propor-se a adotar uma criança significa ir um pouco além dos próprios anseios e desejos e preocupar-se com os anseios e desejos de seres que já existem e que precisam de nós. De nenhum modo a adoção deve ser considerada uma maternidade pela metade, pois é exatamente o contrário. A adoção constitui um ato de altruísmo e consciência social, que por si só garante uma sólida relação futura com esse filho.

Para grandes males, grandes remédios!

Uma vez aceita a impossibilidade de conceber um filho, podemos recorrer a diversos métodos de reprodução assistida. Todos eles consistem em complementar ou substituir o ato sexual por técnicas adequadas para conseguir a fecundação.

Inseminação artificial

Uma quantidade suficiente de sêmen é recolhida, os espermatozoides são preparados e depois introduzidos no útero ou nas trompas da mulher por meio de injeção (o sêmen pode ser do marido ou de um doador, se necessário). Sua eficácia é da ordem de 50% e a recomendação é que se façam até seis tentativas; não havendo resposta, talvez seja necessário experimentar outras técnicas.

Fertilização *in vitro*

É quando o encontro entre o espermatozoide e o óvulo ocorre fora do corpo da mulher. Depois de formado, o embrião é implantado no útero. Esse método de reprodução é indicado quando a mulher apresenta danos irreparáveis nas trompas, ou em casos de infertilidade de causa desconhecida. O sêmen pode ser fornecido pelo marido ou por um doador. Quando o útero da mãe não reúne as condições necessárias para a gestação, o embrião também pode ser implantado em uma "barriga de aluguel": uma mulher com útero adequado, que se dispõe a cedê-lo para assegurar a futura gestação. Essa prática é polêmica e tem sido bastante discutida, razão pela qual esse não é um método muito utilizado.

Além desses meios, a medicina – em constante evolução – oferece técnicas cada vez mais sofisticadas de microcirurgia, com índices de sucesso bastante consideráveis.

Como enfrentar esse processo?

As técnicas de reprodução assistida muitas vezes pressupõem uma mudança de hábitos para a mulher. Por exemplo, frequentemente ela precisará faltar ao trabalho, explicar aos colegas e superiores a situação e sofrer no próprio corpo algumas consequências físicas. É de vital importância que o marido se comporte nessa fase como um verdadeiro companheiro de luta, envolvendo-se completamente no processo, compartilhando os sentimentos de angústia e incerteza que podem afligir a esposa.

Do mesmo modo, quando a origem da infertilidade está no homem, não é difícil que se produzam alguns conflitos pessoais com relação à sua virilidade. Através de uma associação herdada culturalmente e que só podemos classificar de absurda, esse homem confunde infertilidade com impotência, e esta, por sua vez, com falta de virilidade. Com o ego ferido, transforma-se com frequência em um ser frágil, propenso à depressão ou ao mau humor. Nesse caso, a mulher pode restabelecer a autoestima do marido ajudando-o a entender que a dificuldade de conceber um filho nada tem a ver com suas habilidades sexuais.

A História também nos deixou como herança a ideia de que uma mulher é mais útil à sociedade quando se torna mãe. Lentamente, essa crença vem perdendo espaço graças a inúmeras mulheres que deram e continuam dando valiosas contribuições à sociedade sem nunca terem sido mães.

Atualmente, ter filhos transformou-se em uma escolha responsável e voluntária e o conceito de virilidade e feminilidade deixou de ser vinculado à procriação. Entretanto, embora conscientemente essas ideias tenham perdido valor, é preciso tomar cuidado porque ainda podem estar em nosso subconsciente, influenciando-nos, limitando-nos e nos fazendo sentir mal desnecessariamente.

Um homem e uma mulher que se amam conseguem, facilmente, construir um projeto de vida em comum. Se esse projeto inclui o desejo de ter filhos e eles demoram a chegar, nem por isso os dois devem deixar de ser o que eram no início: um homem e uma mulher que se amam.

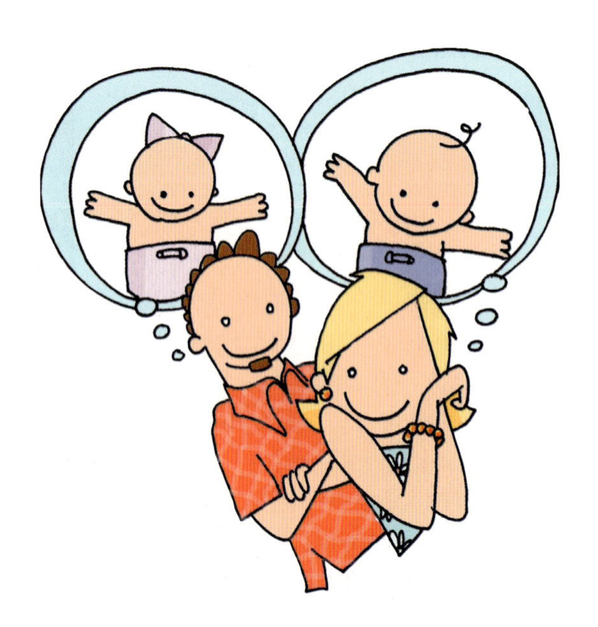

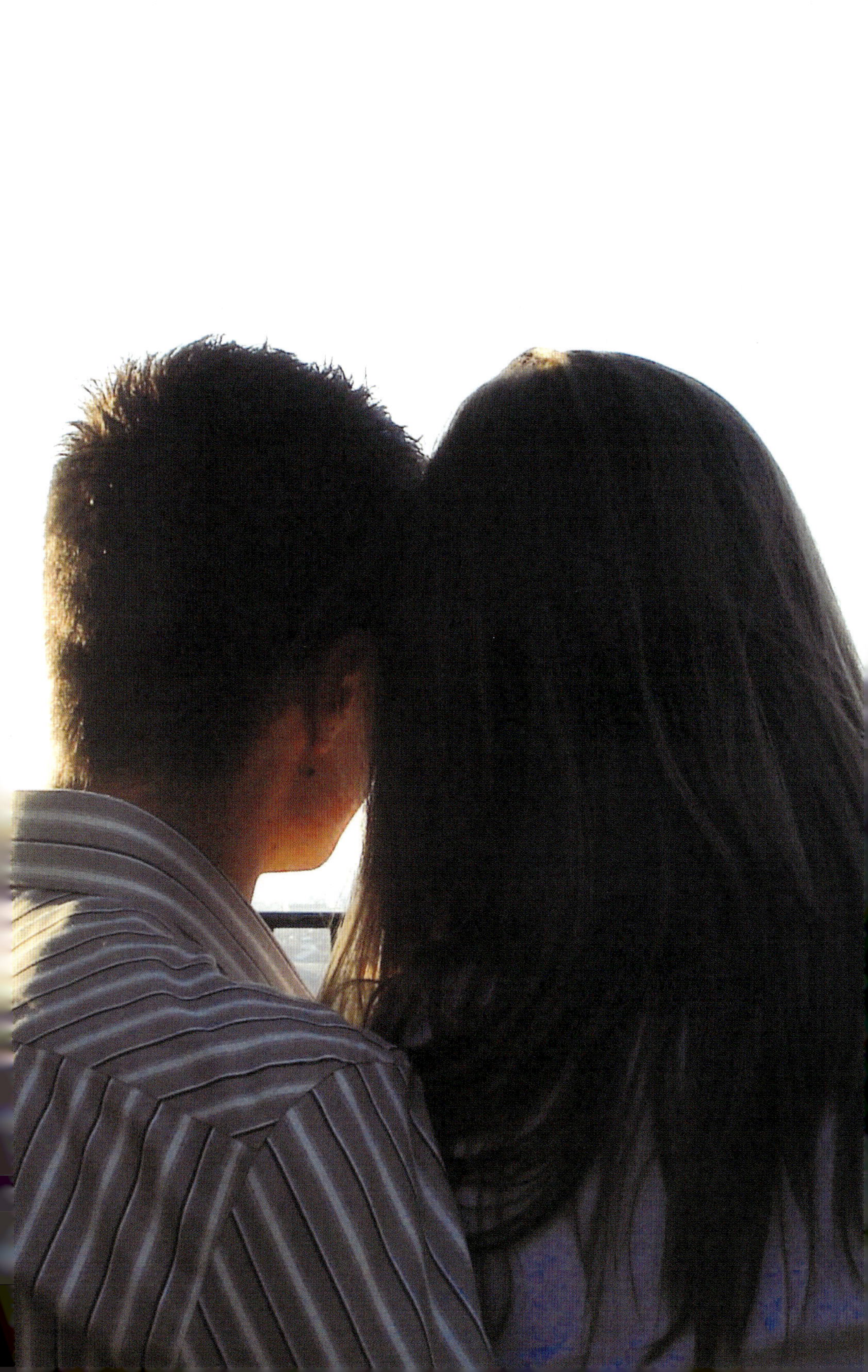

3. Estamos grávidos!

O exame

Depois de atravessar maiores ou menores dificuldades, finalmente parece que a gravidez vai se confirmar. Embora as mulheres sejam sempre as primeiras a saber, por causa do atraso da menstruação, é cada vez maior o número de maridos que querem estar junto da esposa na hora de fazer o exame.

O primeiro teste pode ser feito em casa, usando os produtos disponíveis nas farmácias. O mais recomendável, no entanto, é procurar um médico e realizar um exame de sangue, que confirmará as suspeitas sem deixar dúvidas. Aguardar o resultado juntos é uma maneira muito positiva de iniciar a jornada da paternidade. A confirmação da gravidez será a primeira de milhões de sensações que os futuros pais vão experimentar a partir desse instante.

O próximo passo será a realização de um controle médico, com um exame de ultrassom, para verificar se realmente todos os indícios são verdadeiros. Ao término da primeira consulta os dois podem afirmar com convicção: "Estamos grávidos!". Essa expressão, cada vez mais usada entre jovens pais, dá uma ideia do quanto se avançou no envolvimento do homem na paternidade.

Quem vivencia a gravidez com maior intensidade?

Este é um momento de euforia compartilhada. O objetivo foi alcançado, os dois experimentam uma sensação de vitória, um sentimento de esperança e uma enorme felicidade pelo filho que nascerá em alguns meses.

A intensidade dessa emoção é diferente em cada ser humano, mas, em geral, segue um esquema expansivo, sendo mais forte à medida que nos aproximamos do centro da emoção.

Por isso a mãe é a pessoa que recebe a notícia de modo mais intenso (para o bem e para o mal). Não significa que o pai se sinta excluído, mas provavelmente vivenciará a emoção de maneira diferente e, portanto, também expressará esse sentimento de modo diverso da mãe; a própria dificuldade de expressar essa vivência já é, por si só, uma forma de lhe dar significado. Em todo caso, tanto o futuro pai quanto a futura mãe darão início a uma série de fantasias conscientes ou inconscientes que determinarão a sua própria visão da gravidez; essas fantasias dependerão, em diferentes graus, das experiências que tiveram em suas respectivas infâncias, de sua trajetória de vida até esse instante e de suas projeções para o futuro.

A partir daí estarão acontecendo mudanças não só no ventre materno, mas na mente de ambos. Mesmo sendo um embrião imperceptível e imóvel, o futuro filho já está mudando a vida de pelo menos duas pessoas, e provavelmente de muitas mais – todos quantos estiverem esperando ansiosamente para conhecê-lo.

Já podemos contar a novidade!

Já transcorreu tempo suficiente para eliminar qualquer dúvida a respeito da gravidez. Chegou o momento de contar a todo mundo! Todos ficam felizes com a notícia e a vida sorri como nunca. Essa euforia, contudo, não pode ser eterna, e como sempre acontece, depois da subida vem a descida. É uma situação completamente nova à qual temos de nos adaptar, com todas as angústias e todo o estresse que uma mudança dessa natureza pressupõe.

Esse estado pode ser comparado à situação que os noivos vivem no dia do casamento. Organizar uma celebração que dura só um dia leva muitos meses de dedicação, trabalho, expectativas... Não se medem esforços para que o grande dia seja um acontecimento inesquecível. Finalmente chega a data tão esperada e no dia seguinte o casal tem a sensação de que tudo terminou. Na verdade nada terminou: o casamento está apenas começando!

Assumir plenamente a gravidez produz uma sensação de alívio, de objetivo alcançado, mas também de "e agora?" que estará sempre presente. Uma fase dá passagem à seguinte, e esta, por sua vez, a outra. Até mesmo depois do nascimento do filho, outras etapas terão de ser superadas. O exercício de ser pai ou mãe é uma das poucas experiências da vida que não têm volta. Aliás, quem vai querer voltar atrás diante de um horizonte tão emocionante que se descortina?

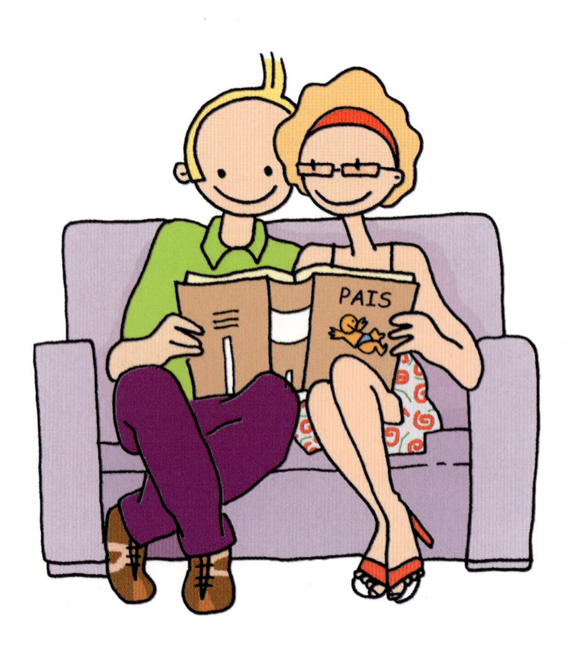

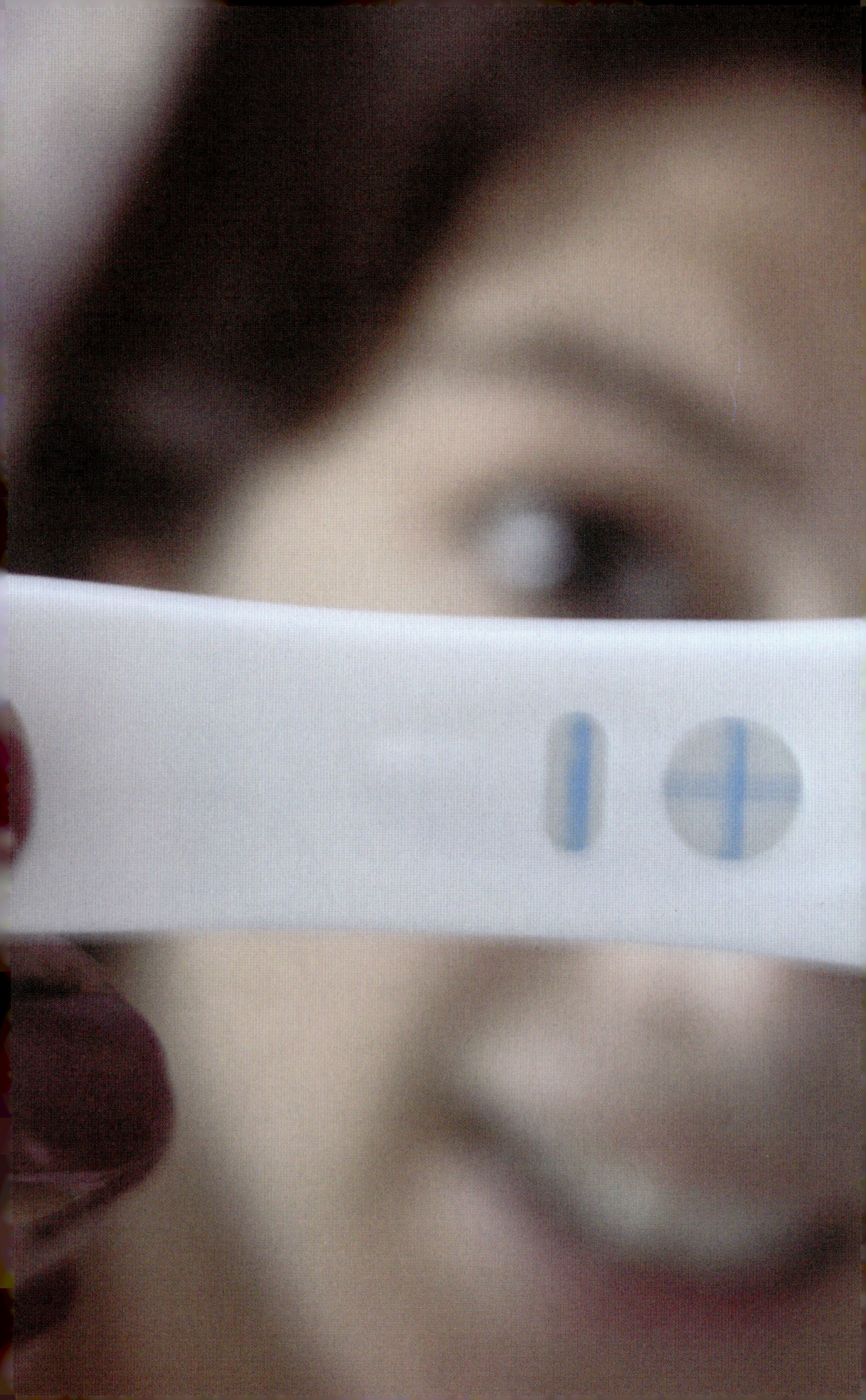

4. Assumir o novo estado

Crise de identidade

A paternidade é um caminho sem volta e uma decisão responsável. No momento em que realmente nos conscientizamos de que vamos ter um filho, de alguma maneira começamos a fazer projetos para o futuro. Como tudo o que é desconhecido, o futuro gera sempre insegurança e angústia. Conseguiremos financiar todas as necessidades de nosso filho? Perderemos a liberdade? Meu corpo vai ficar horrível? Estamos realmente preparados? Não teria sido melhor esperar mais um pouco?

Nenhuma dessas perguntas deve nos atormentar. Elas fazem parte de uma reação completamente natural à vivência de um novo estado que sabemos irá modificar nossa vida.

Com a notícia da gravidez, o casal – em especial a mãe – sofre uma espécie de crise de identidade consciente ou inconsciente. Alguns autores a comparam com a crise de identidade da adolescência. A vida do ser humano implica o abandono contínuo de uma fase para poder entrar na seguinte, e embora a passagem da infância para a velhice ocorra paulatinamente, a adolescência e a maternidade acarretam uma série de alterações fisiológicas bruscas, algumas vezes difíceis de assimilar.

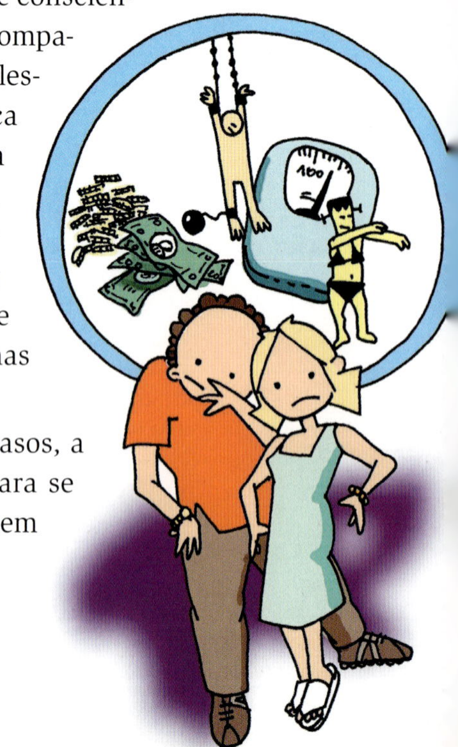

O certo é que, na maior parte dos casos, a nova identidade (deixar de ser filho para se tornar pai) é rapidamente assumida, sem maiores problemas.

Levadas a extremos, essas inquietações e angústias poderiam pressupor uma rejeição inconsciente da gravidez; entretanto, costumam ser completamente normais e convém manifestá-las abertamente, mas sem permitir que ofusquem a alegria do novo estado.

Apreciar a jornada

A partir desses acontecimentos, o casal precisa adaptar-se progressivamente a um modo de vida que lhe permita assegurar o bem-estar do filho que está para chegar, tomando o devido cuidado para que o futuro não se transforme em obsessão. O caminho até o nascimento é longo e de nenhum modo devemos deixar que a preocupação com o futuro desconhecido nos impeça de percorrê-lo com alegria. Essa sucessão de mudanças e surpresas diárias, que ocorrerão durante os nove meses de gravidez, requer um olhar muito atento e todos os sentidos focados no presente.

Deixar de ser filho para se tornar pai

Assimilar esse novo estado, que consiste em deixar de ser filho para se tornar pai, pode levar algum tempo. Inicia-se um processo de conscientização de que não somos responsáveis apenas por nós mesmos, mas, de agora em diante, seremos responsáveis também por um novo ser. Isso implica assumir uma série de compromissos cujo foco é assegurar não só a sobrevivência, mas também a correta educação desse filho que está por nascer. Não devemos olhar esses compromissos em termos de renúncia, e sim de crescimento pessoal e de descoberta de nossas capacidades. Essa compreensão deve acontecer individualmente na mente dos progenitores, e a recomendação é o intercâmbio de pensamentos e sensações entre os dois para tornar mais leve o senso de responsabilidade e entender que se trata de um projeto comum.

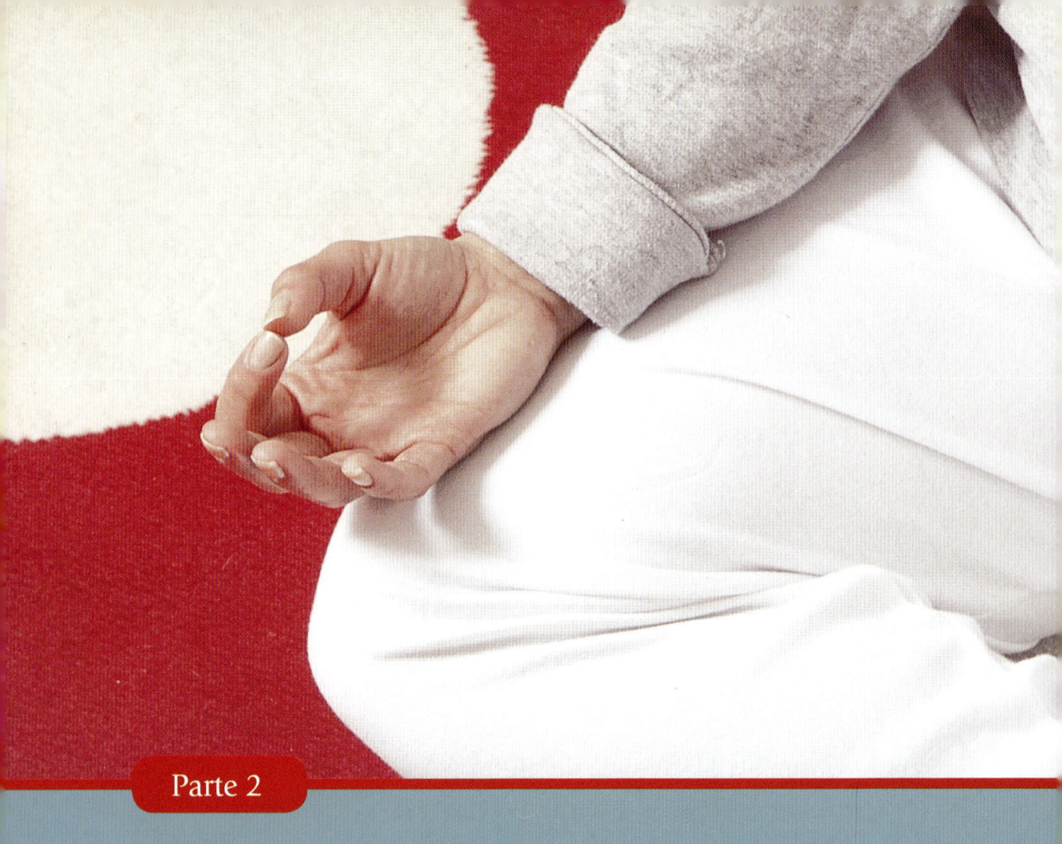

Parte 2

A gravidez: um plano trimestral

1. Primeiro trimestre
2. Segundo trimestre
3. Terceiro trimestre

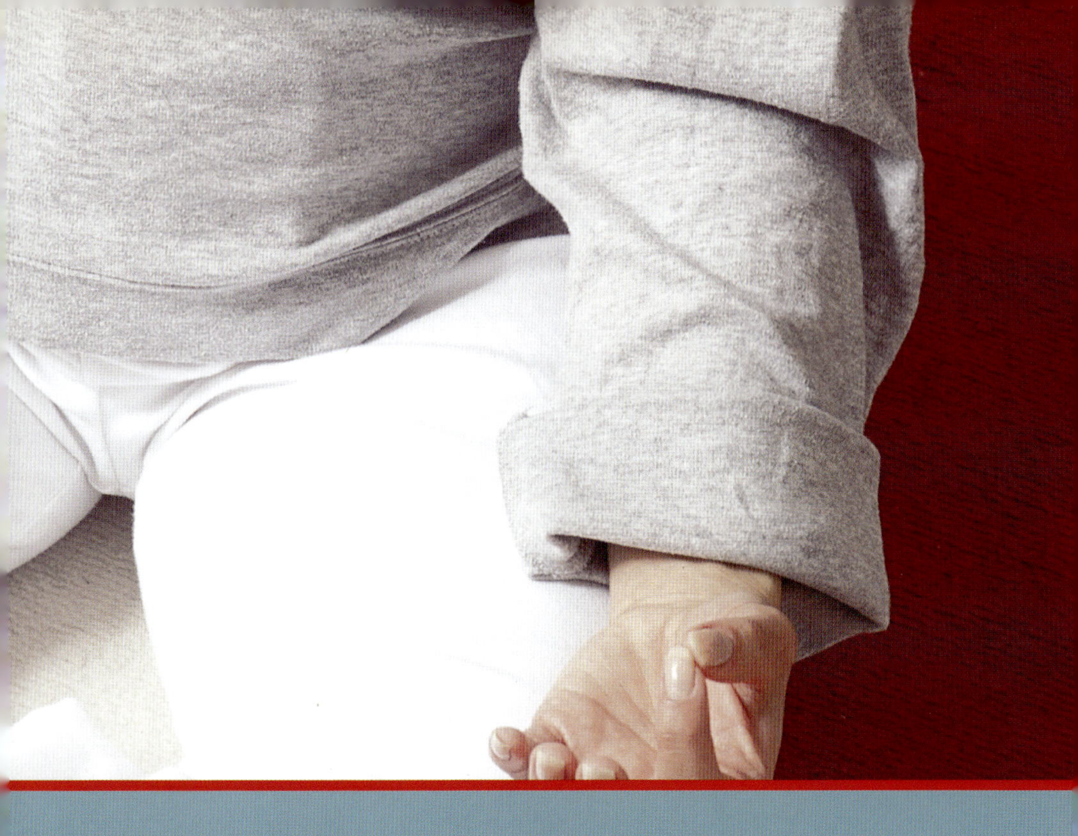

Compartilhar um longo caminho de nove meses, repleto de acontecimentos e sensações completamente novos, nos ajudará a torná-lo mais agradável e fácil. Entretanto, esse não é o único motivo pelo qual recomendamos um esquema trimestral. A cada três meses ocorrerão mudanças importantes na vida do feto que, claramente, marcarão a passagem de uma etapa para outra.

O primeiro teste que teremos de superar será a ADAPTAÇÃO, em seguida entraremos no período de ESTABILIDADE e, quando já estivermos certos de ter tudo sob controle, atingiremos a fase final, marcada pelo sentimento de IMPACIÊNCIA. Mais três meses e, finalmente, veremos o rosto desse pequeno ser que aguardamos durante tanto tempo.

Superar cada uma dessas fases nas melhores condições, cuidando de si própria desde o primeiro dia, é a melhor garantia de que saberemos cuidar de nosso filho como se deve. O desenvolvimento de uma nova vida no ventre materno significa também uma forma de renascimento.

1. Primeiro trimestre

O que acontece no corpo dela?

É fundamental que os cônjuges entendam a fundo o que ocorre no organismo feminino, já que essa será a única maneira de compreender todo um conjunto de sensações novas que se desencadearão a partir desse momento.

O corpo da mulher se coloca em ação (uma ação forçada, pode-se dizer) para se adaptar a uma nova situação. Todo o organismo terá de fazer um esforço extra em tempo muito curto para fornecer o alimento necessário ao embrião. As funções vitais se aceleram e o ritmo cardíaco aumenta consideravelmente. Essas condições se manterão durante toda a gravidez.

O estrogênio e a progesterona: os protagonistas da mudança

Durante o primeiro trimestre as cãibras nas pernas são frequentes, assim como os enjoos e os vômitos, provocados pelo aumento de determinados hormônios, entre eles o estrogênio e a progesterona. Esses dois hormônios provocam também um inchaço dos seios, os quais, por sua vez, terão um maior fluxo sanguíneo e começarão a surgir novos canais para a passagem do leite. A aparência dos seios não muda só no tamanho: a aréola escurece e nela aparecem pequenos nódulos chamados “tubérculos de Montgomery”.

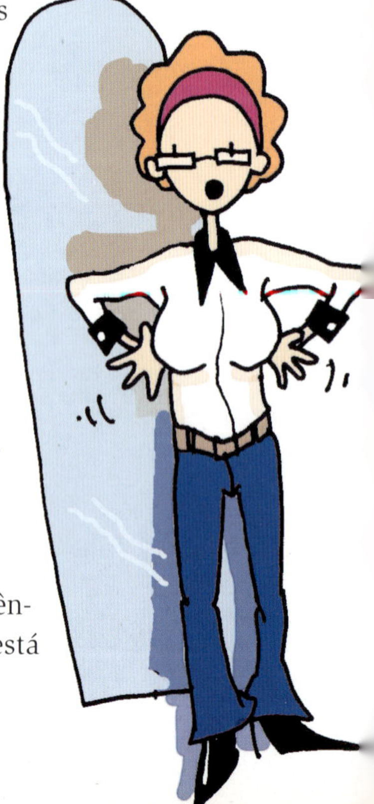

Picos e vales

Outro aumento considerável é da frequência urinária. É imperceptível, mas o útero está aumentando de tamanho e, como ainda não se elevou, tende a pressionar a bexiga. O peso corporal também varia de algum modo. Enquanto muitas mulheres engordam em torno de 1 kg nesses primeiros três meses, outras podem até emagrecer.

E, se a maioria dos fenômenos tende a aumentar, alguns elementos como o açúcar no sangue podem sofrer uma queda considerável, provocando dores de cabeça e enjoos, principalmente na parte da manhã.

Outros sintomas frequentes nessa fase da gravidez são azia, incômodo ou dor na região pélvica, aumento de salivação e prisão de ventre.

O que acontece no corpo do bebê?

Nessa primeira fase, em que o bebê mede em torno de 7 cm de comprimento, vão sendo formadas todas as suas estruturas orgânicas básicas, inclusive os órgãos reprodutores, que nesse momento são imperceptíveis.

Os sistemas circulatório e respiratório já funcionam. O fígado também começa a produzir bile e os minúsculos rins segregam urina. Seus vinte dedos estão formados e, com apenas 26 dias no útero, já tem pálpebras e o coração começa a bater.

Nesses primeiros meses o feto já começa a se mexer no interior do útero, mas ainda é cedo para que os movimentos possam ser percebidos através da parede abdominal.

O que ela sente?

É natural que todas essas mudanças físicas tenham alguma influência sobre o organismo feminino e que repercutam também em seu comportamento.

Enquanto muitas mulheres costumam experimentar um profundo bem-estar e um aumento considerável de energia, outras se tornam especialmente sensíveis e sentem um cansaço fora do comum.

Algumas têm todas essas sensações quase ao mesmo tempo, o que pode parecer bastante estranho para quem nunca passou por isso.

Não é preciso nos alarmar nem começar a ver tudo de modo negativo. Os sintomas de fadiga e de instabilidade emocional são totalmente normais e podem ser amenizados com um pouco mais de repouso e muito afeto de nosso marido.

Estou com desejo

Essa frase sempre tão caricaturada tem muito de verdadeira. É normal que durante a gravidez, de repente, a gestante comece a odiar uma comida que antes era sua preferida, ou que tenha uma vontade súbita e incontrolável de comer um determinado alimento. Não dispomos de muitas explicações científicas sobre esse assunto; entretanto, esses desejos não são simples caprichos, e muito menos uma forma de chamar a atenção do marido. O equilíbrio de minerais e outras substâncias do organismo se vê afetado pela gravidez e isso pode originar algumas deficiências que são compensadas com a ingestão de determinados produtos.

Alguns medos femininos

Sem dúvida, a gravidez desejada é vivenciada como uma experiência positiva. Contudo, existem alguns aspectos que no início podem inquietar a futura mamãe.

Como ficará minha aparência física?

A aparência física costuma sempre preocupar a mulher grávida, e não devemos interpretar essa preocupação com um sinal de futilidade ou egoísmo (a não ser que seja exagerada). Parece óbvio que ocorrerão inúmeras alterações, embora não necessariamente negativas. A maioria das mulheres fica particularmente bonita durante a gravidez, e algumas características, como o cabelo, até melhoram bastante durante a gravidez. Com cuidados adequados, a gestante pode continuar tão ou mais atraente quanto antes.

Continuarei sendo útil?

Outro sentimento que costuma perturbar a alegria desses primeiros meses é a preocupação de continuar sendo uma pessoa produtiva durante os próximos meses. O próprio abatimento, decorrente dos sintomas e sensações descritos, pode gerar um sentimento de "inutilidade".

"Será que vou continuar trabalhando normalmente? Vou precisar de ajuda para realizar determinadas tarefas que até agora dava conta sozinha?"..., perguntas como essas assaltam a mulher com muita frequência nos primeiros meses de gravidez, e as respostas têm múltiplos matizes. Em algumas fases da gravidez, não há como fugir: a futura mamãe precisará da ajuda do marido ou de pessoas próximas até para carregar as compras. Quando esse momento chegar, ela deve sentir-se a pessoa mais útil do mundo, já que nenhuma tarefa, que necessite de ajuda externa, será tão importante quanto a que está ocorrendo no interior de seu corpo: manter vivo seu futuro filho.

Não sei por que me sinto triste

Em poucas palavras poderíamos dizer que o primeiro trimestre da gravidez é uma fase em que os sentimentos da futura mamãe são muito instáveis. O estrogênio e a progesterona, que foram os causadores, por exemplo, do aumento dos seios, também são responsáveis pelas súbitas mudanças de humor. Não são raros os sentimentos de depressão seguidos de crises de euforia, ou o pranto fácil diante de qualquer situação sem motivo aparente. É preciso ter um pouco de paciência, porque isso logo se normaliza.

Assumir os altos e baixos como algo normal

Os dois membros do casal devem estar conscientes da ebulição hormonal que está ocorrendo no organismo feminino. O fato de compreender que os estados melancólicos são uma reação comum e incontrolável facilitará a aceitação de eventuais instabilidades emocionais. O segredo, repetindo, é o afeto mútuo entre os cônjuges.

O que ele sente?

É bastante provável que no corpo do futuro pai não aconteça nada, mas em sua mente se passa um torvelinho de pensamentos e perguntas mais ou menos desordenadas que também provocam inquietação. Alguns dos pensamentos típicos desse período podem ser:

E a mim, quem apoia?

Ao mesmo tempo que vivencia orgulhosamente o fato de ter gerado um filho, o futuro papai vê crescer em seu interior um sentido especial de responsabilidade. Podemos dizer que se sente um pouco desorientado. "O que esperam de mim exatamente? Saberei lidar com todas as mudanças que vão ocorrer em minha mulher? Nosso relacionamento será prejudicado? Como será a minha, a nossa vida quando o bebê nascer?"... essas e uma infinidade de outras perguntas fervilham na mente do futuro papai e nem sempre é fácil exteriorizá-las, já que todos esperam que ele transmita segurança e tranquilidade para a esposa.

Se nem ela sabe por que está triste, como eu vou saber!

Um descontrole próprio desse período é o provocado pela tristeza inexplicável que a gestante sente em determinados momentos. A origem pode estar nas alterações hormonais, o que torna difícil estabelecer as causas e explicá-las. A reação mais comum dos homens nesse caso é ignorar a situação; é evidente que não há nisso qualquer má intenção. Simplesmente se sentem impotentes, não sabem como controlar emoções que elas próprias não conseguem explicar, e, se não conseguem descobrir as causas, tampouco conseguem encontrar soluções. Confusos e desorientados pensam: "a tempestade logo passa", mas a tempestade pode aumentar porque, carentes de afeto mais do que nunca, elas consideram essa atitude como indiferença. Esse pode ser o começo de um grave mal-entendido, no qual as duas partes têm queixas a fazer.

O que nosso filho sente?

Embora ninguém possa afirmar com precisão quais são os sentimentos que se produzem no feto, parece certo que a vida psíquica de uma pessoa começa a se desenvolver no interior do útero materno. O primeiro trimestre é uma fase precoce demais para especular essas sensações. Entretanto, é possível afirmar que o bebê reage a determinados estímulos: por exemplo, dobrando os dedos das mãos ou abrindo e fechando a boca.

Conversar, conversar e conversar

Os sentimentos sobre a gravidez e a futura paternidade não são simples. São sensações contraditórias com as quais teremos de aprender a conviver.

A primeira providência a ser tomada é justamente criar oportunidades para o casal exteriorizar e conversar sobre esses sentimentos. O fato de expor verbalmente o que sentimos nos ajuda a organizar e esclarecer as ideias, e ouvir a opinião de nosso par pode representar um grande alívio.

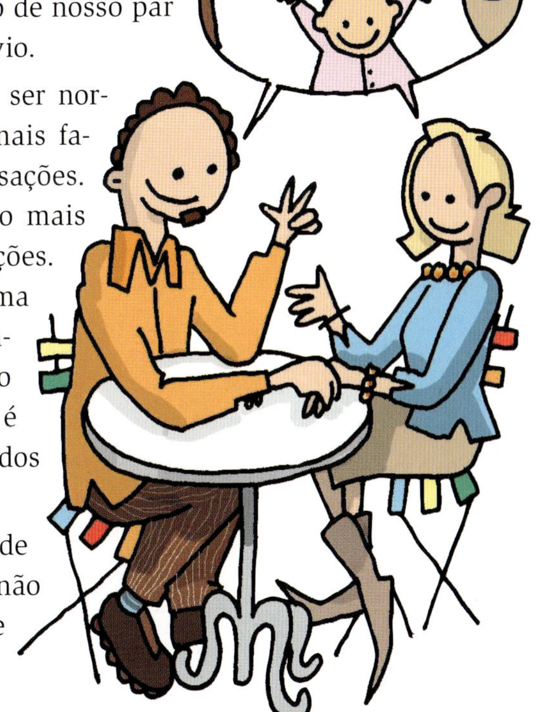

Por vários motivos, costuma ser normal que a mulher exteriorize mais facilmente seus sentimentos e sensações. De modo geral, as mulheres são mais propensas a expressar suas emoções. Além disso, seu corpo será uma fonte inesgotável de novas sensações, o ambiente favorecerá o diálogo sobre o assunto e, o que é mais importante, todos os cuidados serão dirigidos a ela.

Começa aqui uma espécie de “reinado” da futura mamãe, e não é difícil que o papai julgue que seus sentimentos ficaram em segundo plano. De fato, ninguém pergunta ao futuro pai como ele se sente, e ele não encontra entre seus amigos o ambiente propício para partilhar seus medos ou preocupações. Todos só perguntam por ela, e depois de algum tempo ele começa a sentir como se tivesse sido excluído da aventura. O apoio deve ser, portanto, recíproco. Se ele é capaz de contribuir de modo decisivo para que ela viva uma gravidez agradável, ela não pode lhe negar ajuda, deixando-o exteriorizar seus sentimentos e se envolver desde o primeiro dia no processo da paternidade.

Portanto, um pai não é só alguém que planta uma semente e fica assistindo TV até que o fruto amadureça. Um pai é alguém que se preocupa com o desenvolvimento dessa semente, que não pode deixar de regá-la e adubá-la. Essa ideia deveria estar bem clara em todos os pais e também em muitas mães, que – mesmo sem má intenção – capitalizam de tal forma a gravidez que algumas vezes parecem esquecer que esse filho é fruto e responsabilidade dos dois.

Influir em nosso bebê

Mesmo estando apenas no início já compartilhamos muitas coisas com nosso futuro filho. Entre outras, podemos citar as endorfinas, substâncias que proporcionam uma sensação de bem-estar. Nossa melhor contribuição para as emoções do feto será nos sentirmos felizes e descontraídas para que o pequeno ser possa experimentar sensações de aconchego e prazer no ventre materno.

Tocar, tocar e tocar

Algumas tensões psicológicas são liberadas quando falamos delas, mas não podemos deixar que tudo se resuma a meras palavras. Uma prática que pode ser iniciada agora e que se recomenda manter durante toda a gravidez é a massagem.

Massagear a futura mamãe não significa tocar apenas seu corpo, mas também tocar suas emoções e deixar fluir as nossas. Essa é

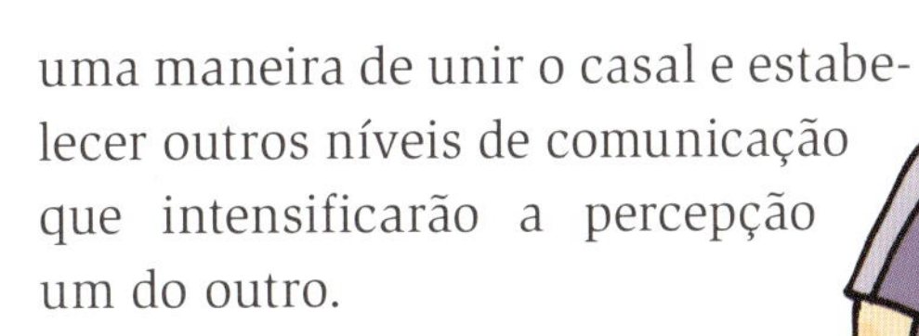

uma maneira de unir o casal e estabelecer outros níveis de comunicação que intensificarão a percepção um do outro.

A massagem durante a gravidez ajuda a reduzir o estresse provocado pelas inúmeras alterações que estão sendo produzidas no organismo feminino. Também contribui para eliminar os sintomas de fadiga, manter a pressão arterial sob controle, atenuar os problemas musculares (cãibras, tensão etc.), diminuir a ansiedade causada pelas mudanças hormonais etc. Além disso, massageando o corpo de nossa companheira não faremos bem só a ela, mas também ao nosso futuro filho. Melhorando a circulação sanguínea estaremos auxiliando para o aumento do oxigênio e dos nutrientes que chegam às células de ambos. Em última instância, a massagem também se constitui em uma expressão a mais de sensualidade, bastante útil nas fases da gestação em que as relações sexuais podem causar algum desconforto.

Ajustando nosso estilo de vida

Porém, não se trata somente de falar e tocar, mas também de agir. A partir do momento em que deixamos de ser dois, temos de fazer alguns ajustes no estilo de vida ao qual estávamos acostumados.

Fumando, espero

Essa expressão é o título de um famoso tango, mas de nenhum modo devemos começar assim nossa gravidez. Esperar um filho pressupõe chegar a um acordo sobre o hábito de fumar. O cigarro pode gerar inúmeros transtornos durante a gravidez, até o extremo de provocar um possível aborto ou o nascimento prematuro.

Um dos problemas mais frequentes é o baixo peso dos bebês de mães que fumaram durante a gestação.

O ideal seria ter abandonado completamente esse hábito nocivo no exato instante em que se começou a planejar a concepção de um filho, mas se isso não aconteceu, agora é o momento de parar. O fato de o homem também parar de fumar ajudará a gestante a ter a força de vontade necessária; afinal, é injusto que os sacrifícios recaiam em cima de uma só pessoa.

Também pode ocorrer de apenas a mulher fumar, e, ao se sentir incapaz de parar, começar a fumar escondido do marido, ou fumar abertamente argumentando que é uma opção dela e que se trata da sua saúde. Esse é um ato egoísta, já que o ser que ela carrega dentro de si não é propriedade sua. Tendo como objetivo a saúde do bebê, os dois devem dispor-se a erradicar esse hábito para sempre.

Mesmo quando nenhum dos dois fuma, é importante lembrar-se dos prejuízos que a condição de fumante passivo pode provocar à saúde e em especial à gestação. A vida profissional e social nos obriga, muitas vezes, a frequentar ambientes de fumantes, nos quais deveríamos poder reivindicar o direito de respirar um ar limpo e puro.

Bebidas alcoólicas: nem uma gota!

Devemos considerar com seriedade a questão da ingestão de álcool. Seus efeitos podem ser muito nocivos para a saúde do bebê. O álcool pode provocar retardo mental e danos importantes ao sistema nervoso do feto e deve ser eliminado totalmente durante a gravidez. Como beber socialmente é um comportamento aceito, o fato de o marido abandonar o hábito ajudará a futura mãe a realizar as pequenas renúncias que terá de enfrentar durante toda a gravidez.

De olho nos animais de estimação!

Para casais que convivem com animais domésticos, a colaboração do homem será de grande ajuda. Alguns animais, como o gato, podem ser portadores de doenças como a toxoplasmose, que podem prejudicar a gravidez. Recomenda-se, portanto, que a higiene dos animais seja feita pelo marido, evitando-se assim riscos desnecessários.

Atividade sexual: libidos em sentido oposto

Também no âmbito da intimidade ocorrerão algumas mudanças. Se a gravidez transcorrer normalmente, a rotina de atividade sexual poderá continuar sendo a mesma até a 37ª ou 38ª semana, quando uma restrição das relações sexuais é recomendável. Vejamos, porém, de que maneira a sexualidade pode ser afetada pela gravidez que se inicia.

Com o quadro de sintomas descritos no organismo é normal que ocorra uma leve queda da libido feminina. O cansaço, os enjoos, o mal-estar... não são as condições ideais para o casal encarar uma sessão sexual de alta voltagem. Porém, curiosamente, enquanto o desejo dela tende a diminuir, o dele costuma aumentar. Basta um olhar mais atento aos sinais externos do corpo da mulher para perceber o quanto ela pode ser atraente nesse primeiro período da gravidez. O abdome continua mais ou menos do mesmo jeito, mas os seios e mamilos aumentam de tamanho de modo considerável. Só esse detalhe já pode ser bastante estimulante para o homem.

Ajustando o desejo

Ao mesmo tempo que o desejo aumenta no homem, na mulher pode diminuir. Caminhamos na mesma direção, mas em sentido oposto. Esse é um dos pontos que precisam ser ajustados, e o único meio de fazê-lo é através do carinho e da compreensão de ambos. É bom dar asas às fantasias sexuais, e também uma nova dimensão à sexualidade. Algumas vezes será mais bem recebida uma carícia do que uma atividade sexual desenfreada.

Primeiros contatos com o médico

Quase todos os casais procuram um médico assim que ocorre o primeiro atraso da menstruação. Nessa primeira consulta devemos nos abrir completamente com nosso médico, que a partir daí se tornará um companheiro de viagem que procuraremos cada vez mais frequentemente.

Também nesse primeiro trimestre da gestação será feita a primeira ultrassonografia. Isso ocorrerá, provavelmente, após a oitava semana e com ela confirmaremos a gravidez. Nessa e nas demais ultrassonografias é importante que os dois estejam presentes. Sairemos da primeira já com algumas informações, como a confirmação de que o embrião é normal e que estamos esperando um ou mais filhos.

Também nessa primeira consulta será determinada a idade gestacional do feto por meio da data da última menstruação (DUM) e estabelecida a data provável do parto (DPP).

Possíveis complicações

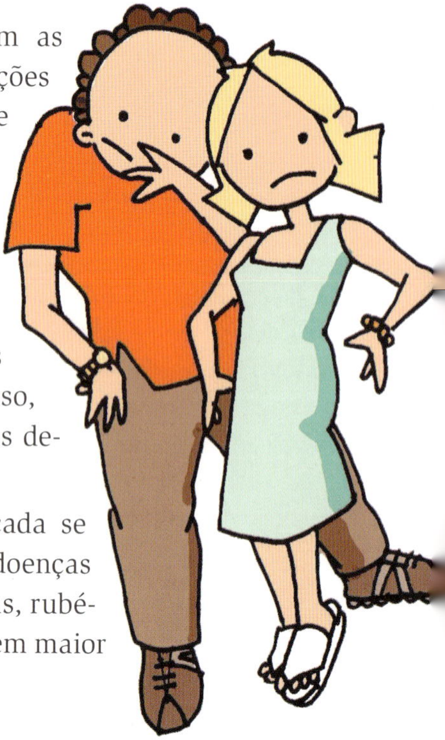

Não devemos ficar obcecados com as complicações. A maior parte das gestações segue seu curso de maneira normal e sem maiores problemas, além daqueles decorrentes da própria gravidez. No entanto, não será demais ter conhecimento de quais podem ser as complicações, para poder preveni-las sempre que possível, para estar atentos e identificá-las a tempo e, em último caso, para conseguir controlá-las tomando as devidas providências.

A gravidez pode ser mais complicada se a futura mamãe sofrer de algumas doenças como asma, cardiopatias, dermatopatias, rubéola, varicela etc. Todas essas doenças, em maior ou menor grau, podem prejudicar o embrião ou o feto. Também existem os distúrbios típicos da gravidez e que necessitarão de um tratamento adequado se quisermos evitar complicações mais graves. Entre os mais comuns encontram-se a hipertensão, a anemia e o diabetes gestacional. São decorrentes do próprio fato de se estar grávida e costumam desaparecer logo após o parto. O principal perigo que acompanha o primeiro trimestre da gestação é o risco de aborto. Conhecer esse risco nos ajudará se não a evitá-lo, pelo menos a superá-lo da melhor forma.

Aborto espontâneo

A maior parte dos abortos ocorre antes da 12ª semana de modo espontâneo. As causas costumam originar-se de alguma anomalia no óvulo fecundado, no embrião ou na implantação da placenta, embora possam também ser decorrentes do estado de saúde da mãe. Os sintomas são cólicas e sangramento.

O risco de aborto é da ordem de 15% e costuma ser maior quando a mulher já sofreu abortos anteriormente. Se for esse o seu caso, a recomendação é agir sem medo e tentar uma nova gravidez assim que obtiver a liberação do médico. Esse será, provavelmente, o modo mais eficaz de superar a perda.

É preciso levar em conta que a angústia e o medo serão maiores na nova gestação. Nessa hora será de vital importância o apoio, o afeto e a compreensão não só do marido, mas de todos os que cercam a futura mamãe. Os conselhos do médico e o carinho dos demais serão a única forma de libertar a mulher de sua tensão.

Gravidez ectópica

Essa também será uma gestação frustrada, já que, embora o óvulo tenha sido fecundado, a implantação não ocorrerá no útero e sim na tuba uterina, de onde terá de ser extraído para não colocar a vida da mãe em risco.

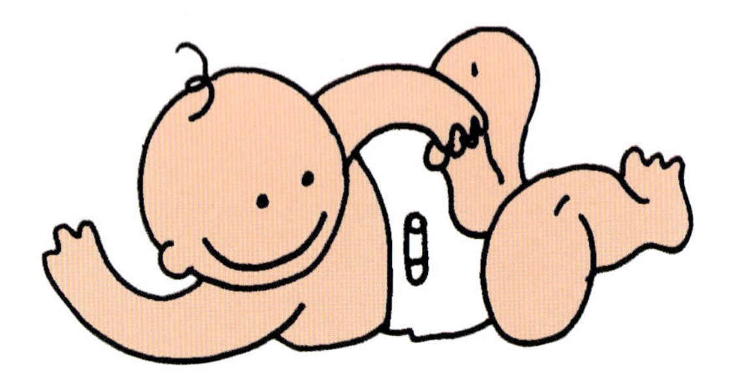

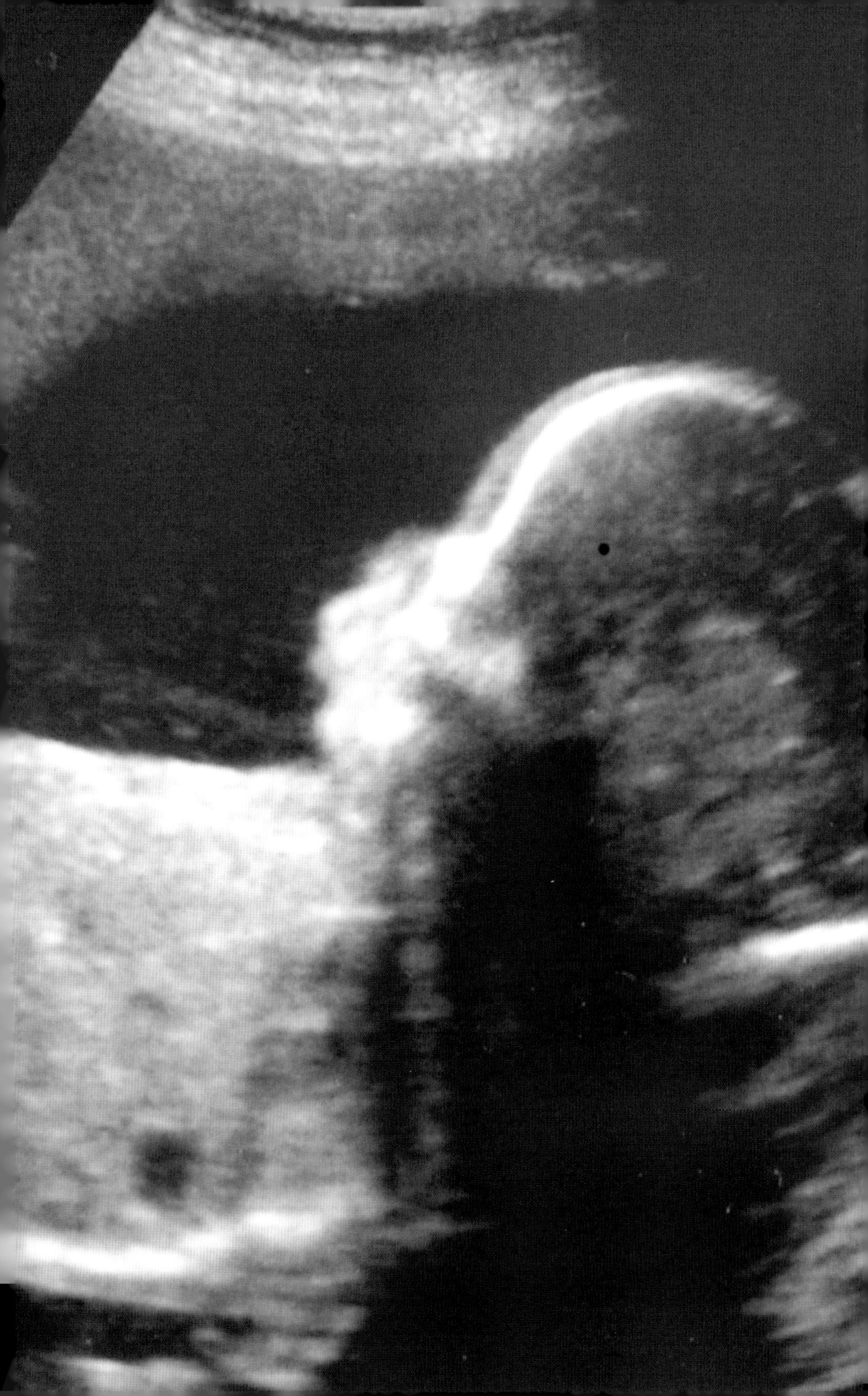

2. Segundo trimestre

O que acontece no corpo dela?

O fato de a gravidez avançar não significa que os problemas tenham de se tornar mais acentuados. Ao contrário do que se possa imaginar, o segundo trimestre costuma ser o mais descontraído e agradável. A vitalidade aumenta e vivemos uma etapa de alegria e plenitude, que costuma compensar qualquer mal-estar.

Do quarto ao sexto mês de gravidez é quando se observa o maior aumento de peso; o útero também aumenta de tamanho e se distende, o que pode causar algum desconforto abdominal. O líquido amniótico é cada vez mais abundante (chegando até um litro, aproximadamente), e tudo isso resulta em um peso abdominal considerável, que terá de ser compensado com uma postura ligeiramente inclinada para trás, o que pode acarretar dor nas costas.

A pele também sofrerá variações, entre as quais podemos destacar o aumento da pigmentação; podem aparecer manchas no rosto e, inclusive, é normal o surgimento de uma linha escura que vai do umbigo até os pelos pubianos.

A prisão de ventre, que pode ter começado no primeiro trimestre da gravidez, continua sendo observada nos três meses seguintes devido às alterações hormonais e à pressão do útero sobre o intestino.

Primeiras contrações

Outro sintoma desse período são as contrações uterinas, chamadas de “contrações de treinamento” ou “contrações de Braxton Hicks”, que ocorrem de modo irregular e, em sua maioria, sem dor. Esse é um bom treinamento, já que nos prepara para as contrações finais que ocorrerão durante o parto. As secreções vaginais também aumentam devido ao maior fluxo de sangue e à descamação de células.

Em boa forma!

A prática de exercícios será benéfica durante a gravidez, mas sempre com a supervisão do médico e, naturalmente, evitando-se alguns exercícios de risco como o ciclismo, a equitação ou os esportes de contato. O exercício físico não só nos prepara para que possamos colaborar ativamente no dia do parto, mas também nos permitirá recuperar a aparência e a forma física com mais rapidez após o nascimento do bebê.

O que acontece no corpo do bebê?

É certo que o corpinho desse pequeno ser já começou a se mexer na etapa anterior, mas só agora podemos finalmente perceber seus movimentos. As sobrancelhas e os cílios se formam nessa fase e o bebê já abre e fecha os olhos. Também as orelhas, que no início estavam na altura do pescoço, agora estão situadas nas laterais da cabeça. Sob a pele, ainda muito enrugada, forma-se uma camada de gordura e todo o feto é recoberto por uma leve penugem, ou seja, uma camada de pelos finos e aveludados, conhecida como lanugem, e uma substância clara e viscosa, chamada verniz caseoso, que serve de proteção e que será absorvida aos poucos pela pele. Os órgãos sexuais estão definidos e os dedos, que se formaram no primeiro trimestre, se separam totalmente e nas extremidades aparecem as unhas e as impressões digitais. Nosso bebê já é um ser único!

Preparando nosso corpo para o grande dia

Durante anos acreditamos em teorias contrárias à prática de exercícios durante a gravidez, sob a alegação de que poderiam representar riscos como o parto prematuro. Atualmente, contudo, inúmeros estudos clínicos confirmam que o exercício suave e regular não só não é prejudicial como beneficia nosso corpo e nossa mente, tornando o processo de gestação mais agradável e nos preparando para o dia do parto.

Portanto, embora ainda seja cedo para se matricular em um curso de preparação para o parto, neste segundo trimestre já podemos começar a realizar alguns exercícios muito benéficos.

Ioga

As posições da ioga ajudam a fortalecer a musculatura das regiões dorsal e pélvica, decisiva na hora do parto. Também produzem efeitos relaxantes que nos ajudam a focar nossa atenção no bebê.

Natação e hidroginástica

Os exercícios aquáticos contribuem para suavizar as lombalgias e dores nas costas em geral.

Caminhadas

Dar longos passeios ao ar livre melhora a circulação sanguínea e a oxigenação do organismo. Esse exercício simples, quando praticado pelo casal, pode se tornar um ritual muito agradável, um momento para a troca de sensações, para fazer planos para o futuro e, em suma, para estabelecer uma relação parental.

Começam as contrações e terminam as contradições!

Enquanto no primeiro trimestre observa-se uma ambivalência de sentimentos, na segunda fase as emoções se estabilizam. Os sinais externos começam a se tornar visíveis, a gravidez foi assimilada e o medo de um eventual aborto vai se dissipando lentamente.

No caso da mulher também desaparecem aquele cansaço e mal-estar que costumam acompanhar os três primeiros meses de gestação. O fato de perceber os movimentos do bebê acaba dando à gravidez a sensação de total realidade: ele se mexe, está aqui... todos podem notar! Juntos, esses fatores farão com que o segundo trimestre seja uma etapa de grande energia para a futura mãe, que toma plena consciência de que dentro dela está crescendo uma nova vida.

Só que o feto não respeita nenhum horário, ele se mexe sempre que tem vontade: inclusive à noite! Isso pode provocar um sono intranquilo e pouco reparador, ao qual a futura mamãe terá de se acostumar, até como treinamento para os primeiros meses de vida do bebê, época em que passará muitas noites em claro.

Outro aspecto negativo que pode ocorrer nesta fase são as perguntas sobre a falta de barriguinha. Em algumas mulheres, a gravidez demora a ser percebida; com isso podem se sentir frustradas diante de comentários do tipo: "Nem parece que você está de cinco meses!".

Devemos ter em mente que o tamanho da barriga não é um indicador inefável do tempo de gravidez; varia de acordo com uma infinidade de condicionantes. Portanto, a única opinião que devemos levar em conta nesse período é a do médico. Cada mulher é diferente e cada gravidez é única.

Renovar o guarda-roupa

Se, em algum momento do primeiro trimestre, existiu o medo de perder a forma, esse medo agora vai virar certeza. É óbvio, lógico, sabíamos disso, mas uma coisa é saber e outra bem diferente é comprovar com nossos próprios olhos, centímetro a centímetro. Chegou a hora de renovar o guarda-roupa, substituir algumas peças por outras mais confortáveis para nós e para o bebê. Isso não significa que tenhamos de vestir uma bata ou uma túnica até os pés e continuar engordando livremente, mas teremos de nos adequar às variações de nosso corpo.

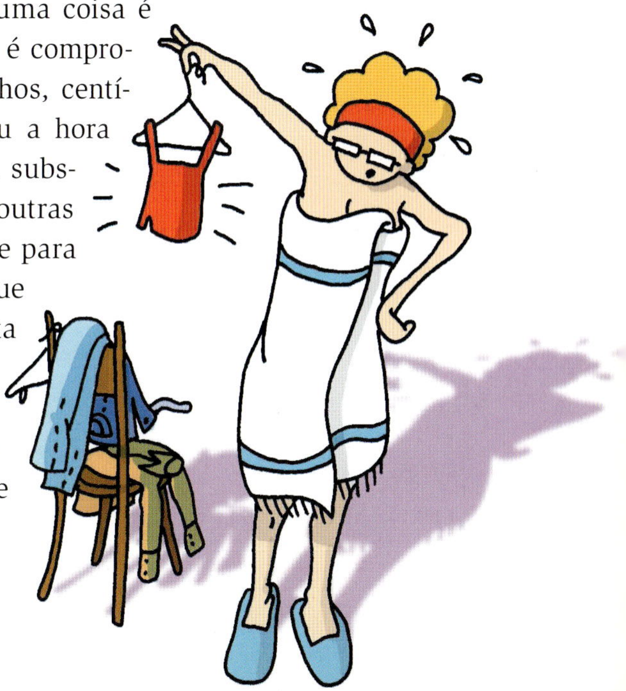

A gravidez não é uma deformidade que devamos ocultar, e sim um estado temporal do corpo que pode ser muito agradável. Por sorte, parece que as mães modernas têm essa ideia cada vez mais assimilada e a indústria da moda, valendo-se de criatividade, já oferece uma ampla variedade de roupas, além das graciosas batinhas para disfarçar o barrigão.

Convém lembrar que o famigerado barrigão nada mais é que o nosso filho, e vale a pena exibi-lo com orgulho. Ficar confortável não significa obrigatoriamente ocultar os novos contornos que nosso corpo vai adquirindo. Significa não se deixar pressionar por mensagens sociais anacrônicas, mas só se vestir do modo como nosso corpo e nossa mente peçam.

A vida psíquica do nosso bebê

O bebê pode captar sons através do líquido amniótico, mas será capaz de reconhecê-los? Como nesta fase da gravidez o tecido cerebral começa a se formar, hipoteticamente, também o bebê pode ser capaz de associar sons e movimentos, bem como memorizá-los. As vozes de seus pais são um estímulo muito positivo.

O que nosso filho sente?

Por volta da 16ª semana, os sentidos se desenvolveram a ponto de perceber a luz. Nas próximas semanas o feto virará a cabeça em busca das fontes luminosas.

Nosso futuro bebê passa muitas horas dormindo calmamente e acorda de maneira sistemática e regular. Se antes podia abrir a boca, agora já sabe sugar e engolir. Seus órgãos sensitivos se desenvolvem nessa fase produzindo novas sensações como a captação de sons.

A voz ou as batidas do coração da mãe e também a voz do pai, somadas a um ambiente tranquilo, terão efeitos muito gratificantes para nosso futuro filho.

Faça-a sentir-se atraente

A imagem que cada um tem de si próprio depende em grande parte dos outros. Os padrões sociais, nosso círculo de amizades e finalmente nosso cônjuge contribuem para a formação dessa imagem.

Durante a gravidez, especialmente nessa segunda fase, o olhar do homem é crucial para a autoestima feminina. A mulher ainda não terá alcançado aquela imagem bucólica da "mamãe e seu barrigão", mas não há como se iludir: a cintura terá desaparecido, as pernas podem estar inchadas e a aparência geral talvez seja a de uma pessoa, digamos, "cheinha". E embora ser uma pessoa cheinha (grávida ou não) não seja necessariamente negativo, isso pode afetar a vaidade feminina.

O que se pode fazer como parceiro para devolver a ela sua autoestima? Quase tudo. Elogiar seu corpo (não apenas os atributos externos, mas também a função que está realizando) e viver com naturalidade todos os fenômenos corporais que surgirem serão as melhores armas para evitar possíveis complexos.

O tempo voa

O tempo passará bem depressa nessa segunda fase da gravidez e, embora ainda faltem alguns meses para a chegada do futuro filho, esse é um bom momento para o casal começar a se informar. Ler livros e artigos relacionados ao assunto e comentá-los um com o outro é uma boa preparação e ajuda a clarear e conhecer as ideias que cada um tem sobre o ato de ser mãe e pai. O diálogo nos levará a um maior conhecimento do outro e a um ajuste das respectivas teorias, de modo que, aos poucos, iremos unificando critérios para a futura educação de nosso filho.

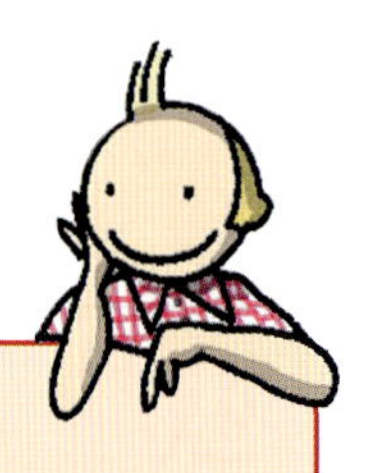

Comunicar-se com o futuro bebê

Os pensamentos sobre o futuro bebê se tornam cada vez mais frequentes, já que o novo ser vai ganhando identidade. A presença se torna tão forte que é comum sonhar com ele. Nesta fase podemos começar a intuir certa personalidade de nosso filho. A frequência e o modo como se mexe são mensagens que ele nos envia de seu pequeno mundo. Uma boa maneira de responder é falando com ele e acariciando-o através do ventre materno.

Atividade sexual: melhor do que nunca!

A reviravolta hormonal do primeiro trimestre de gravidez já terminou e a gestante se sente bem. Sua libido volta a ser a de sempre, ou até mais forte devido ao aumento do fluxo sanguíneo em seu ventre e genitais. A experiência sexual é vivida com tanta intensidade que algumas mulheres afirmam ter tido os melhores orgasmos nesse período.

O tamanho do feto ainda não atrapalha as relações sexuais, embora influa nas contrações uterinas que ocorrem durante o orgasmo; se normalmente apenas as percebemos, agora as sentimos com força devido ao tamanho aumentado do útero.

Só será preciso tomar alguns cuidados em nossos hábitos sexuais se nosso médico assim recomendar; caso contrário, esta etapa pode ser muito agradável para a vida sexual do casal.

Vamos aproveitar, porque, quando nos dermos conta, estaremos entrando na fase final.

Empatia em grau máximo

A gravidez deve ser um período de especial introspecção para o casal, mas cuidado para não ir longe demais. Os psicólogos falam de uma síndrome que os homens podem sofrer e que começa justamente no segundo trimestre: a síndrome de Couvade.

De repente, o futuro pai começa a apresentar alterações de apetite e humor, a ter insônia, dores nas costas ou de cabeça, náuseas...

De acordo com os especialistas, as causas são profundas e variadas, podendo ir desde a necessidade de exteriorizar a ansiedade do parto até o ciúme inconsciente da capacidade feminina de realizar a gestação. Há os que apontem uma possível identificação com o feto ou até uma culpa inconsciente de ter causado a gravidez.

Parece até que existem algumas alterações hormonais no homem durante a gravidez. Afinal, os hormônios são segregados através de nosso sistema nervoso e nele influem nosso estado psicológico e inúmeros fatores externos.

Adquirindo confiança em nosso médico

As consultas médicas costumam ser mensais nesta fase e são decisivas para um perfeito controle do crescimento fetal. Naturalmente, a companhia do marido nessas consultas é aconselhável. Provavelmente os dois terão de encontrar espaços em seus horários de trabalho e em suas obrigações habituais, mas essa será a única maneira de vivenciar a gravidez com cumplicidade e sincronismo. Além disso, será nessas consultas que ouviremos pelas primeiras vezes as batidas do coração de nosso filho, e isso representa uma experiência única e inesquecível.

Novos exames

Este é um período-chave no que se refere aos exames que teremos de realizar. Em primeiro lugar, a partir da 15ª semana é possível fazer um cálculo de risco. Por meio de um exame de sangue será determinada a presença de algumas substâncias e, com isso, a conveniência de submeter-se a uma posterior amniocentese.

As ultrassonografias realizadas no segundo trimestre possibilitarão observar o crescimento do feto e sua atividade, a existência de possíveis malformações e, finalmente, o sexo do futuro bebê.

Também são realizados testes de tolerância à glicose nas gestantes que desenvolverem diabetes gestacional (fato bastante comum).

Amniocentese

Por fim, é preciso tomar a grande decisão: realizar ou não a amniocentese. A informação mais valiosa sobre o estado do feto, em especial sobre possíveis más-formações e defeitos congênitos, vai ser dada pelo líquido amniótico, que é a substância que o envolve. Se, pelo cálculo de risco (no qual também devem ser avaliadas a idade da mãe e o histórico familiar), não foi considerado necessário fazer esse teste, a decisão ficará nas mãos dos futuros pais.

Não é uma decisão fácil, porque acarreta alguns riscos para a mãe e o bebê. A melhor decisão virá sempre depois de uma conversa entre o casal e o médico.

Precisamos fazer a amniocentese?

Esse teste consiste em inserir uma agulha no abdome feminino para colher uma amostra de líquido amniótico. Os resultados servirão para detectar certas deficiências do feto: anomalias cromossômicas, defeitos congênitos como a síndrome de Down, doenças neurológicas etc. O médico é, em primeira instância, a pessoa que deve avaliar a conveniência de realizar o teste, com base nos exames feitos anteriormente e no histórico da mãe. Mas a opinião do casal também deve estar presente na decisão final. Apesar de os riscos serem baixos, a amniocentese pode acarretar infecções ou complicações importantes, incluindo a perda fetal. Na decisão será preciso avaliar os benefícios do exame em relação aos possíveis riscos.

Possíveis complicações

Convém citar as possíveis complicações que podem surgir nesta fase. Muitas mulheres em seu segundo trimestre têm sangramentos repentinos. As causas podem ser múltiplas, mas algumas das mais frequentes são:

Aborto tardio

Embora o aborto ocorra com maior frequência no primeiro trimestre, quando acontece nesta segunda fase é causado, em geral, por uma dilatação do colo do útero e o consequente rompimento da bolsa de líquido amniótico.

Parto prematuro

Qualquer parto que aconteça antes da 37ª semana é considerado prematuro. O parto prematuro é mais frequente no terceiro trimestre, mas existe alguma probabilidade de que ocorra antes.

Irregularidades na placenta

Se detectadas a tempo, ainda é possível preservar a gestação mediante repouso absoluto e tratamento adequado.

Diante de qualquer hemorragia, a recomendação é procurar o médico imediatamente.

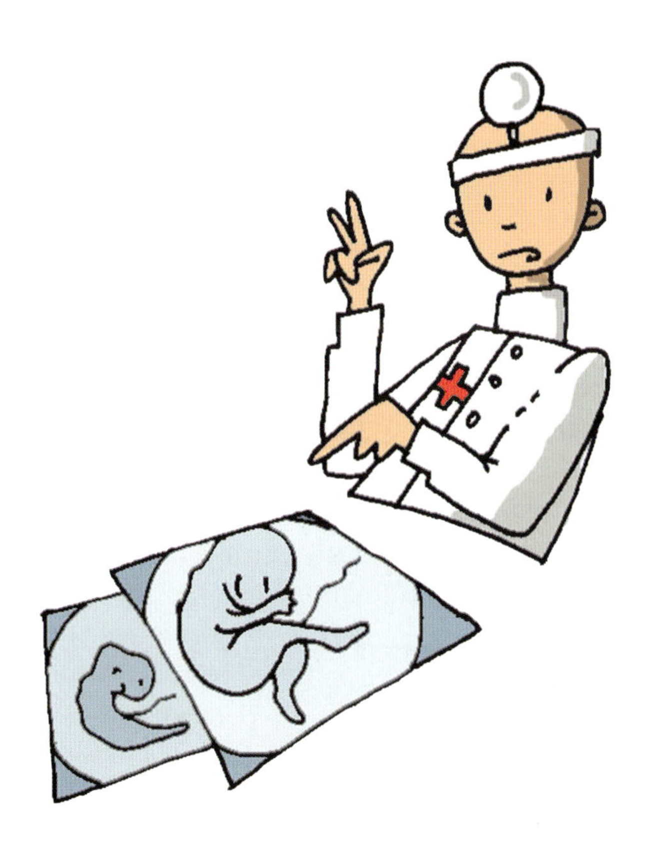

3. Terceiro trimestre

O que acontece no corpo dela?

Devido ao grande aumento de tamanho e peso do feto nesta terceira fase, será difícil encontrar a posição certa, até mesmo para dormir. O feto está pressionando e com isso limitando os movimentos do diafragma, dificultando nossa respiração; por isso, nessa fase final, é aconselhável dormir em posição semissentada, o que permitirá respirar com maior liberdade. Algumas mulheres preferem dormir de lado e, nesse caso, o uso de um travesseiro entre as pernas pode ser de grande ajuda. De todo modo, a falta de ar é um sintoma típico do terceiro trimestre, mas quando o bebê estiver acomodado na bacia, os problemas respiratórios diminuirão.

Os seios continuam aumentando de tamanho e se preparando para a lactação. Outro sintoma típico desta fase é a secreção de colostro, uma substância que antecede a produção de leite. Mesmo que possa ser incômodo não devemos nos alarmar, já que esse sintoma significa que tudo está normal. Também as secreções vaginais tendem a aumentar e é frequente sentir um formigamento nos tornozelos e nos punhos.

Vou explodir?

Pode-se dizer que, de modo geral, nosso corpo está congestionado, e isso algumas vezes se traduz em nariz entupido ou hemorragia nasal.

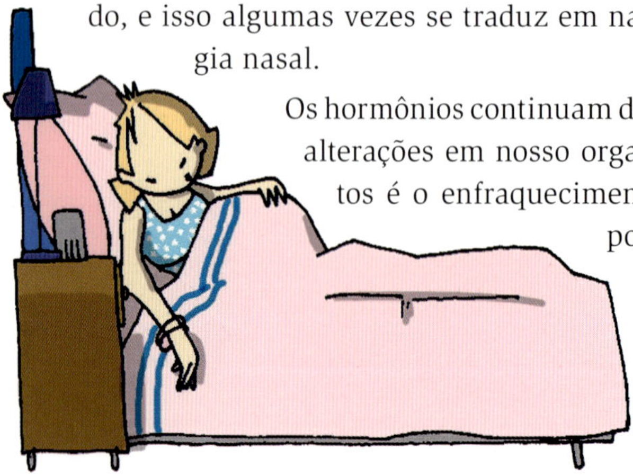

Os hormônios continuam desordenados e produzindo alterações em nosso organismo. Um dos seus efeitos é o enfraquecimento de alguns tecidos corporais, o que pode, por sua vez, causar um afrouxamento das articulações. O lado negativo desse fenômeno é a dor que pode surgir em regiões como os quadris; o lado positivo é que o organismo está ficando mais flexível para facilitar o caminho de saída para nosso futuro filho.

Se com o posicionamento do bebê na bacia há um alívio do diafragma, agora teremos um novo órgão afetado: a bexiga.

A pressão sobre a bexiga será cada vez mais forte, originando algum mal-estar e uma sensação contínua de vontade de urinar.

Nesse período pode aparecer uma certa incontinência urinária que talvez continue até depois do parto. Ao fazer algum esforço como espirrar, tossir ou simplesmente rir, algumas gotas de urina podem soltar-se de modo involuntário. Recomenda-se começar a realizar exercícios próprios para o fortalecimento dessa região do corpo, evitando-se assim eventuais problemas futuros de incontinência urinária.

Exercícios de Kegel

A incontinência urinária que pode surgir neste período envergonha e incomoda a mulher. Os chamados "exercícios de Kegel", que consistem em contrair e relaxar os músculos que atuam na micção, não só poderão amenizar o problema, como também serão muito úteis na hora do parto, porque ajudam a fortalecer a cavidade pélvica. Além disso, está comprovado que também aliviam a incontinência no pós-parto e podem até ser benéficos para a vida sexual do casal, melhorando a qualidade dos orgasmos.

Só mais algum desconforto e pronto!

Enquanto tudo isso acontece dentro do nosso corpo, fora dele a pele continua esticando, esticando, o que em grande parte dos casos provoca a formação de estrias. Essas linhas que aparecem na pele, e que são tão temidas pelas mulheres, são o resultado desse estiramento, que faz com que os tecidos se rompam. Uma boa maneira de amenizar esse problema é manter uma boa hidratação desde o início da gravidez, com especial atenção aos seios, abdome e quadris.

Também podem ocorrer hemorroidas e pontadas fortes e agudas na vagina; as contrações de Braxton Hicks, que começaram no segundo trimestre, agora se tornam muito mais frequentes. Podemos dizer que a região que envolve nossos genitais transformou-se em uma área de "alta tensão", e quanto mais nos aproximamos do parto, mais importância adquire, já que passa a ser cenário de múltiplos fenômenos.

O que acontece no corpo do bebê?

Confortavelmente instalado no melhor lugar onde alguém pode estar – o útero materno –, o bebê continua crescendo sem parar. A pele, a princípio fina e avermelhada, vai ficando rosada à medida que a gordura subcutânea se expande e a lanugem desaparece.

Os pequenos pulmões amadurecem sem parar para estarem completamente formados quando o grande dia chegar. Enquanto espera, continua boiando no líquido amniótico, que o ajuda na tarefa de respirar. Por volta da metade deste terceiro trimestre o feto muda de posição e coloca-se de cabeça para baixo. A cabeça é pequena, flexível e cabeluda e, como se estivesse treinando para ver tudo o que o mundo exterior lhe reserva, abre e fecha os olhos constantemente e começa a criar um hábito que muitos pais levarão anos para eliminar: chupar o dedo!

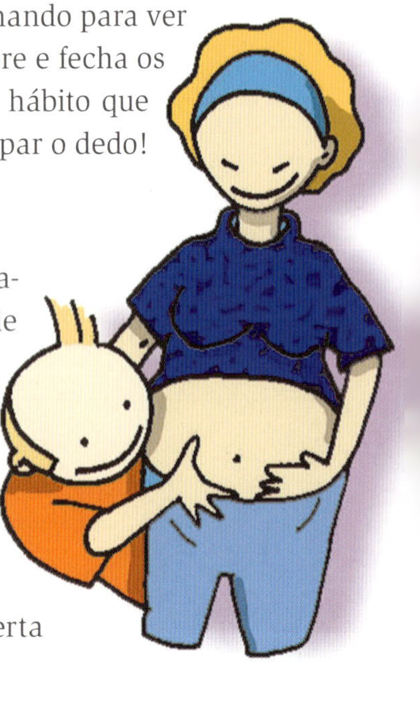

Instinto materno à flor da pele

É normal que a mãe se sinta muito cansada nesta etapa, já que além do aumento de volume e de peso, o sono não é tão reparador como seria desejável. O ato de caminhar também se torna especialmente cansativo e incômodo em virtude da visível falta de oxigênio.

Entretanto, as reações que vêm de fora são muito reconfortantes. O barrigão desperta atitudes de proteção, solidariedade e empatia para com a nossa pessoa. Se a gravidez transcorreu sem problemas, nossa confiança aumenta e as possíveis apreensões tendem a desaparecer, dando lugar a uma forte vontade de dar à luz e conhecer finalmente nosso filho. Poderíamos afirmar que estamos em um período de serenidade misturada a certa impaciência, no qual começa a aflorar de maneira intensa o chamado "instinto materno".

Os principais medos desapareceram, mas nem por isso deixaremos de nos questionar: Será que vou saber a hora certa de ir para o hospital? Vai correr tudo bem no dia do parto? Vou sentir muita dor?

No fim do terceiro trimestre cresce a sensação de angústia e parece que o tempo parou. Isso pode causar insônia, já que a ideia do nascimento não sai de nossa mente. Até as mulheres mais calmas podem ter o sono interrompido de maneira brusca nessa etapa. Nosso bebê não apenas se mexe; agora dá fortes pontapés, e embora meça apenas uns 40 cm e não tenha a força de um lutador de sumô, ninguém é insensível a um bom pontapé. À medida que o trimestre avança, os movimentos diminuirão devido à falta de espaço.

Quais são as sensações do bebê?

A luz penetra intensamente através da barriga da mãe, produzindo um efeito resplandecente quando está exposta diretamente ao sol. O sentido da audição também está muito desenvolvido e capta com maior clareza os sons graves. É um bom momento para conversar com o bebê, fazê-lo ouvir música e estimulá-lo com carinhos, porque ele se encontra em uma fase muito receptiva.

Instinto paterno

Uma sucessão de diferentes emoções toma conta do futuro papai durante toda a gravidez, e à medida que esta se torna mais evidente, vai despertando nele um sentimento de grande ternura. De algum modo, nesta etapa da gestação o homem toma consciência de que seus entes mais queridos dependem dele: um totalmente indefeso e o outro precisando de ajuda física e apoio emocional.

Essa condição faz brotar no homem um forte instinto de proteção para com a esposa e o filho. O instinto paterno se traduz em um estado de alerta que o faz reagir diante de qualquer crise ou problema que surja, mas também é normal que se sinta ansioso e preocupado diante do parto iminente. Insistimos: estar informado e dialogar com sua esposa e com o médico aliviará essas tensões.

Criar espaços físicos: a construção do ninho

Já não resta muito tempo e é preciso preparar o espaço que será de nosso filho. Revistas, compras, brinquedos... Será preciso fazer algumas escolhas, e é importante que sejam feitas em conjunto se quisermos nos familiarizar com esse arsenal de objetos que tornarão a vida do bebê mais confortável. Por razões óbvias, o papel do pai será muito importante em todos os trabalhos físicos necessários à adequação do espaço.

Além dos detalhes estéticos, será preciso considerar que o espaço do bebê seja bem iluminado, limpo, aconchegante, arejado e seguro. Não é preciso construir nenhum templo, já que os pequenos barulhos domésticos não afetam negativamente o bebê, que nasceu e passou os primeiros dias de sua vida no meio dos barulhos próprios do hospital. Mas terão de ser feitas previsões e adaptações a esse espaço levando-se em conta que as mudanças observadas no bebê seguirão um ritmo vertiginoso e que suas necessidades variarão de acordo com esse mesmo ritmo. Nosso filho não vai sair voando do ninho em alguns meses e convém estar preparado.

À medida que a data do parto se aproxima, é comum que algumas mulheres manifestem o chamado "instinto de ninho", que se caracteriza por uma necessidade incontrolável de limpar tudo o que vai estar próximo ao bebê. Uma vez mais, o marido deve colaborar, encarregando-se dessas tarefas e deixando que a futura mamãe descanse e reúna forças para o grande acontecimento.

Criar espaços mentais

De nada adiantará mobiliar um quarto exemplar se não criarmos também alguns espaços em nossa mente. Afinal, nosso filho viveu absolutamente feliz durante nove meses em um espaço reduzidíssimo. Na verdade, ele vai precisar de poucas coisas, como oxigênio, temperatura amena, alimentação e muito, muito amor.

Devemos começar, portanto, a planejar o tempo que o bebê exigirá de nós e também o tempo que temos condições de oferecer-lhe. A partir do momento em que o bebê entrar em nossa casa e em nossa vida, nada será como antes, e não há por que considerar isso ruim; ao contrário, a mudança pode ser para muito melhor. Ser pais não significa viver somente em função do pequerrucho, abdicando dos amigos, dos momentos de lazer e do tempo que sobra após todas as tarefas diárias. Não é preciso refletir muito para perceber que provavelmente nosso filho será a tarefa, o amigo e o lazer mais importante de nossa vida. Assim será tratado.

A escolha do nome

Essa será uma das decisões mais importantes a tomar por nosso filho, e provavelmente uma das primeiras reclamações que sairão de sua boca assim que conseguir falar. Como é impraticável deixar o bebê sem nome até que ele próprio seja capaz de escolher, precisamos tomar a decisão procurando evitar situações difíceis no futuro, e sem tentar agradar a família toda. Discutir esse assunto a dois já pode ser suficientemente complicado, sem ter de contar também com as opiniões da família e dos amigos. Em último caso, para algumas situações especiais a lei admite a mudança do nome ao se chegar à maioridade. Com relação aos sobrenomes, em alguns países é possível escolher a ordem de colocação. No Brasil, tradicionalmente, primeiro vem o sobrenome da mãe e depois o do pai.

Atividade sexual: tentando novas posições

Durante a gestação, a vida sexual foi adaptando-se às mudanças que ocorreram no organismo da futura mãe. Mas é neste momento que precisaremos lançar mão de toda nossa criatividade. Embora seja certo que não existe nenhum motivo para que o ato sexual seja suprimido até o fim da gestação (37ª ou 38ª semana), as dimensões do corpo feminino impõem novas posições e atitudes.

Esse assunto é de interesse do casal. Devemos pedir e sugerir experiências novas em nossas relações íntimas. Resumindo, a sexualidade deve ser vivida plenamente, desenvolvendo a fantasia ao máximo. De todo modo, é normal que aconteça uma diminuição da libido na mulher, o que pode ser traduzido em menor regularidade nas relações sexuais. Mais uma vez, paciência! Qualidade, e não quantidade, essa é a aposta, e já estaremos dando início ao treinamento para o período de resguardo.

Procurar um bom curso pré-natal

Embora existam inúmeros métodos, o objetivo dos cursos pré-natais é sempre o mesmo: proporcionar um parto prazeroso, que permita vivenciar a experiência intensamente, reduzindo a dor o máximo possível. Os futuros pais encontrarão nesses cursos uma oportunidade única de comparar pensamentos com outros casais que se encontram na mesma situação e, além disso, aprenderão as técnicas de respiração e relaxamento que deverão ser postas em prática na hora do parto.

Convém que o futuro papai também aprenda essas técnicas, já que durante o curto ou longo tempo de duração do parto será ele, sem dúvida, a pessoa mais adequada para orientar a esposa. Respirará com ela e lhe transmitirá a calma e o carinho necessários para que ambos possam desfrutar a experiência. Nenhum pai deve se sentir ridículo pelo fato de estar aprendendo a respirar junto

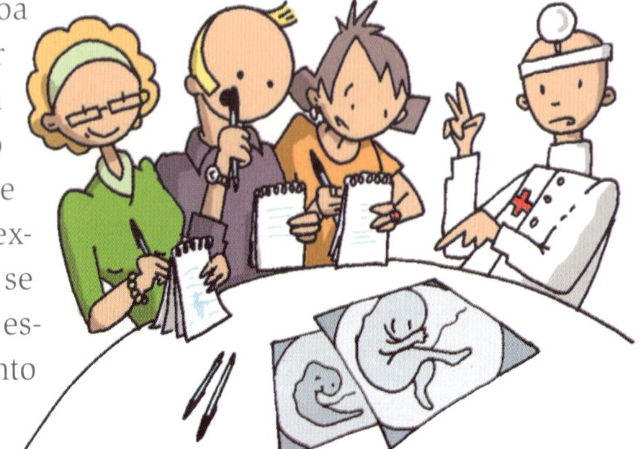

com sua esposa e seu futuro filho. Se treinar para uma partida de tênis é normal, por que não há de ser também normal treinar para o dia mais importante da vida de nosso filho?

O médico já faz parte da família

As visitas ao médico aumentam no último trimestre. O controle da gestação deve ser feito quinzenalmente, e, no último mês, semanalmente.

Essas consultas fazem parte de um ritual que o casal deve ter estabelecido ao longo da gravidez e são bastante úteis para todos: mãe, pai e bebê.

Além de verificar a saúde materna, monitorando de perto a pressão arterial, as consultas também são úteis para nos informar de todos os movimentos que o feto está realizando em sua preparação para nascer. Conseguimos intuir se o bebê está bem, mas só o médico pode confirmar essa condição por meio do primeiro exame que nosso filho realizará na vida: o perfil biofísico.

Últimos exames

O perfil biofísico fetal é um exame composto de cinco testes que valem dois pontos cada um (frequência cardíaca, respiração, movimentos e tônus fetais e volume do líquido amniótico). O primeiro teste mede a frequência cardíaca associada aos movimentos fetais. Os demais são feitos por meio de um sistema de ondas de alta frequência que permite criar imagens dos órgãos internos e ver os diferentes movimentos que o feto realiza.

Quanto maior a pontuação, em melhor estado estará o bebê. Sem dúvida alguma, essa será a nota dez mais bem recebida ao longo da vida de nosso filho.

Se a pontuação for duvidosa ou se o volume do líquido amniótico for muito baixo, é possível que outro exame seja indicado.

Nesta fase final da gestação, também será feito um exame de toque, realizado pelo médico para avaliar as condições do colo uterino e ter uma noção da proximidade do parto.

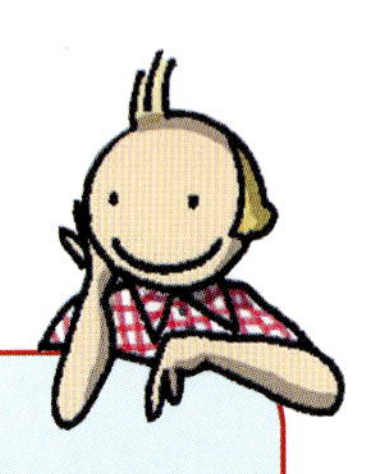

A importância do tempo certo

Qualquer parto que aconteça antes da 37ª semana é considerado prematuro, e tem como causa o aumento das contrações, que provocam a dilatação do colo do útero e evoluem para o parto prematuro. As crianças nascidas prematuramente podem apresentar dificuldade respiratória se o seu sistema pulmonar ainda não estiver suficientemente maduro. Por outro lado, também ocorrem nascimentos tardios ou "pós-termos". O normal é que o parto ocorra entre as 38ª e 42ª semanas, mas existem alguns casos em que o bebê ultrapassa essas 42 semanas no útero materno. Como o líquido amniótico diminui consideravelmente a partir da 41ª semana, pode ocorrer uma interrupção do fluxo de oxigênio que chega ao bebê.

Outras complicações possíveis

Pré-eclâmpsia

Depois da 20ª semana, pode ocorrer um distúrbio no organismo materno (principalmente em mães de primeira viagem ou em gravidez múltipla) consistente com o aumento excessivo da pressão arterial. O inchaço exagerado de algumas partes do corpo é um dos sintomas.

Esse distúrbio pode representar um risco para a vida da mãe e do filho. Em casos mais extremos, o médico pode optar inclusive pela retirada do bebê antes do tempo. Embora o resultado seja uma criança prematura, essa conduta pode salvar a vida da mãe.

Complicações com a placenta

A placenta é um dos vínculos mais importantes entre a mãe e o bebê, já que é responsável pela transmissão do oxigênio e dos alimentos ao feto, além de excretar os dejetos fecais.

O principal problema que pode ocorrer é o descolamento da placenta da parede do útero antes do parto. Isso pode causar uma diminuição do aporte de oxigênio e nutrientes ao feto.

Outra complicação da gravidez que pode ocorrer é a chamada placenta prévia. Se normalmente a placenta está situada no fundo do útero, no caso da placenta prévia ela estará ocupando parte do colo do útero. Esse fenômeno representa risco de hemorragia para a mãe, que pode acontecer antes ou durante o parto.

Estar preparados a qualquer momento

A menos que se tenha feito a opção de ter o bebê em casa, em algum momento teremos de sair correndo para o hospital e precisamos estar preparados para a ocasião.

O normal é que a qualquer momento entre a 37ª e 42ª semana nosso filho resolva sair para explorar o mundo exterior, mas, como já foi dito, algum apressadinho pode querer fazer isso mais cedo.

Um pouco antes de completar o período de gestação é conveniente tomar algumas precauções, como, por exemplo, conhecer o trajeto até o hospital e saber quanto tempo leva. Também é importante que, neste período, o futuro papai possa ser localizado facilmente durante as 24 horas do dia, já que não sabemos a hora exata em que vamos chamá-lo. A maior parte das mulheres se encontra em um período de repouso quando a data do parto se aproxima, mas se estiver com boa saúde, não há motivo para ficar trancada em casa; de modo que a tão esperada hora pode ocorrer dentro de um cinema, de um restaurante ou em algum local público.

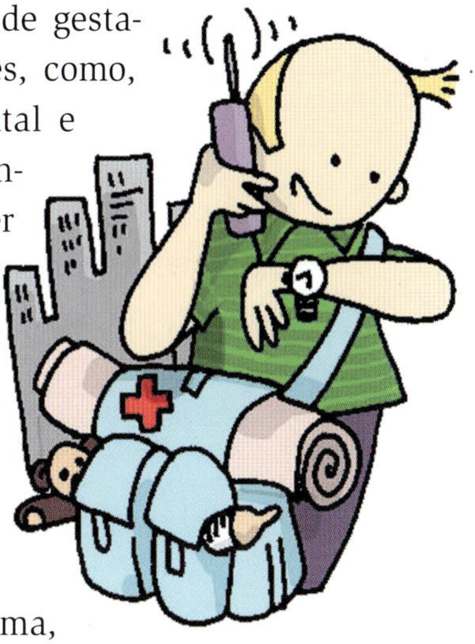

É aconselhável não ficar muito tempo sozinhas quando estivermos a ponto de dar à luz, para que alguém possa nos acompanhar até o hospital. Também deverão estar preparados e à mão os itens indispensáveis que devemos levar: histórico da gravidez e documentos, artigos de higiene pessoal, camisolas e sutiãs que facilitem a amamentação, as roupinhas do bebê.

Muitas mães de primeira viagem correrão para o hospital ao primeiro sinal e terão de voltar para casa depois de um alarme falso.

Felizmente, o primeiro filho é o que demora mais horas para nascer e isso nos permitirá, como mães inexperientes, ter o tempo necessário para descobrir se se trata de um alarme falso ou se vamos realmente dar à luz.

A não ser que a bolsa tenha se rompido, a única maneira de fazer essa diferenciação é prestar atenção nas contrações. Se percebermos que estão ficando cada vez mais frequentes e regulares, e que estão aumentando de intensidade, convém fazer exercícios respiratórios de relaxamento e tomar um banho morno. Pode ser que esses métodos de relaxamento interrompam completamente as contrações, sinalizando que se tratava de um alarme falso, mas também pode ser que, apesar da tentativa de relaxamento, as contrações continuem aumentando até que ocorram a intervalos de 3 ou 4 minutos. Nesse caso, chegou a hora de ir para o hospital.

Já não falta quase nada para sermos três.

Guia de peso e tamanho			
	Primeiro trimestre	Segundo trimestre	Terceiro trimestre
Tamanho do feto	9 cm	30 cm	50 cm
Peso do feto	45 g	1 kg	3 kg
Aumento do peso da mãe	1 kg	5-6 kg	11-16 kg

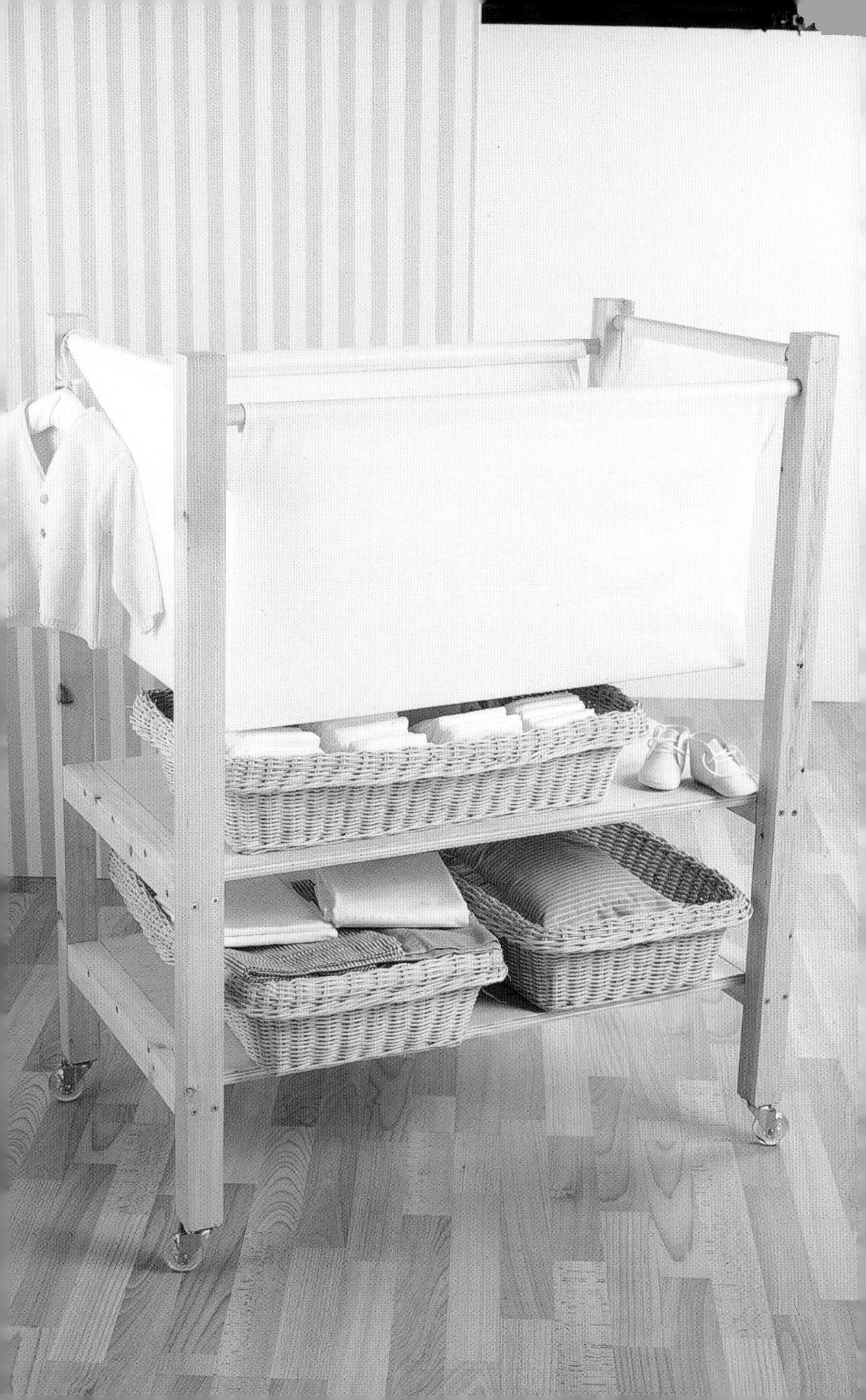

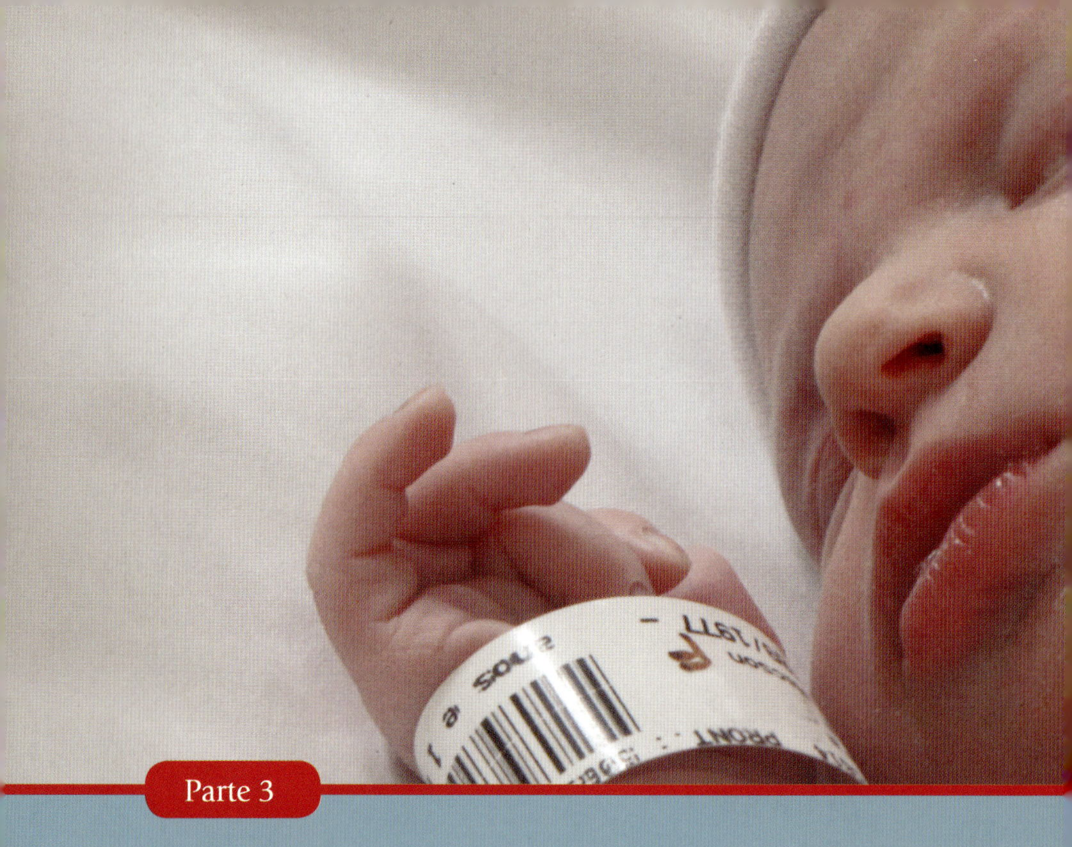

Parte 3

O nascimento: e a luz se fez!

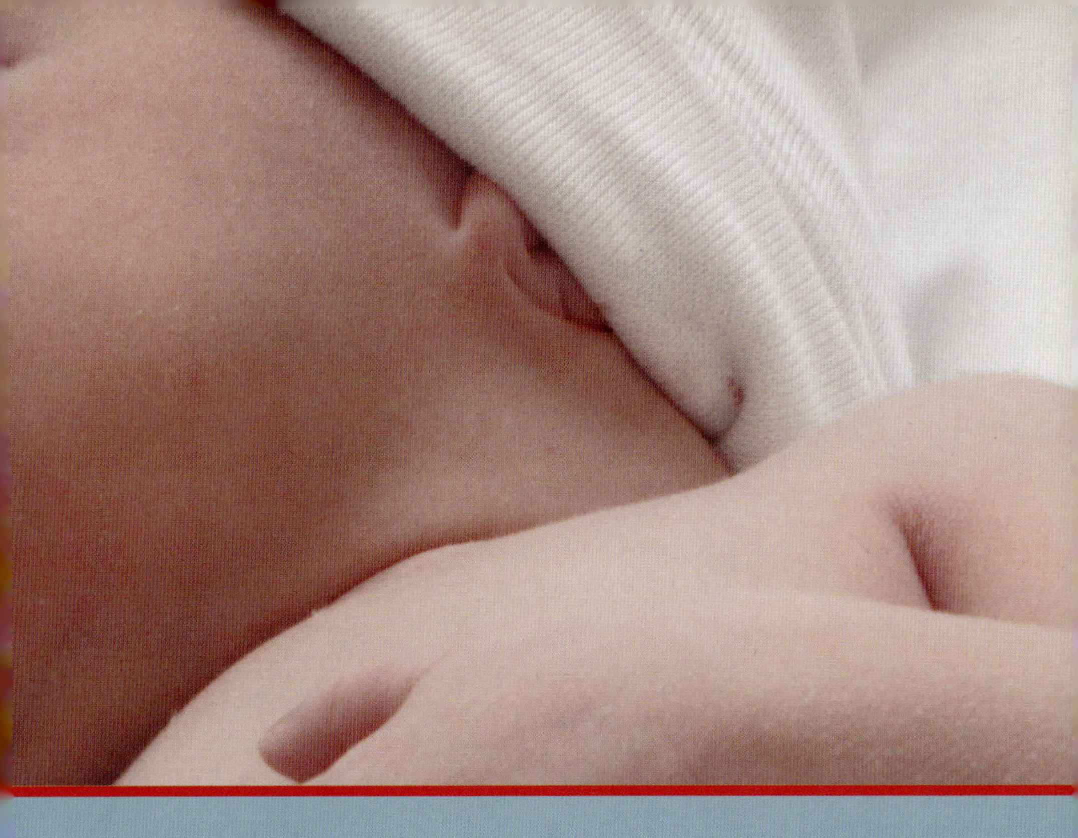

É surpreendente a nossa incapacidade de lembrar do dia mais importante de nossa vida. Ano após ano comemoramos esse dia e, no entanto, não temos uma única lembrança de como chegamos a este mundo. Mas existem duas pessoas para quem esse dia ficará gravado com absoluta precisão: nossos pais.

É certo que cada segundo do processo de nascimento de nosso filho permanecerá em nossa memória com uma intensidade fora do comum. Vamos, finalmente, dar à luz esse ser que passamos tanto tempo imaginando. A realidade se impõe agora com tanta força que nossos sentidos se intensificam ao máximo, nossos sentimentos se amontoam desordenados e nossas emoções transbordam.

Não devemos ter medo, estamos preparados para superar esse momento com sucesso. Devemos confiar em nós mesmos, confiar na equipe médica que nos assistirá no parto e, finalmente, confiar em nosso filho, que sabe perfeitamente o que precisa fazer para nascer. É apenas uma questão de horas e logo estará em nossos braços.

1. Qual dos três tem mais medo?

Finalmente chegou a hora

O parto começa muito antes de o bebê vir à luz. O primeiro sintoma são as contrações, agora mais fortes que as que sentimos durante a gravidez. Em cada uma das contrações o colo do útero se dilata gradualmente até chegar aos 10 cm. Será criado assim o canal do parto, por onde nosso filho sairá.

O rompimento da bolsa é um sinal a mais de que a hora do nascimento se aproxima. Quando isso acontece significa que as membranas que contêm o líquido amniótico estão se rompendo e, com isso, ocorre uma perda anormal de líquido. Em geral, o fenômeno acontece no hospital, quando as contrações já surgiram, mas em alguns casos acontece antes. Perceberemos que não se trata de uma perda involuntária de urina por sua quantidade e também pelo cheiro. É fundamental prestar atenção à cor desse líquido: normalmente é amarelado ou esbranquiçado, mas se apresentar um tom escuro pode ser sintoma de que o feto está com problemas. De todo modo, diante do rompimento da bolsa, é importante manter a calma e seguir imediatamente para o hospital; as contrações ocorrerão a qualquer momento.

Esse processo pode durar de 12 a 24 horas se for o primeiro parto (metade desse tempo quando se trata do segundo ou terceiro parto). Depois dessa primeira fase provavelmente ocorrerá um breve intervalo e as contrações começarão de de novo e mais fortes do que antes. Daí em diante será preciso colaborar ativamente. A cada contração devemos fazer força para expulsar o feto e relaxar quando a contração parar. Em breve não precisaremos fazer mais nenhum esforço. Nosso filho já estará do lado de fora.

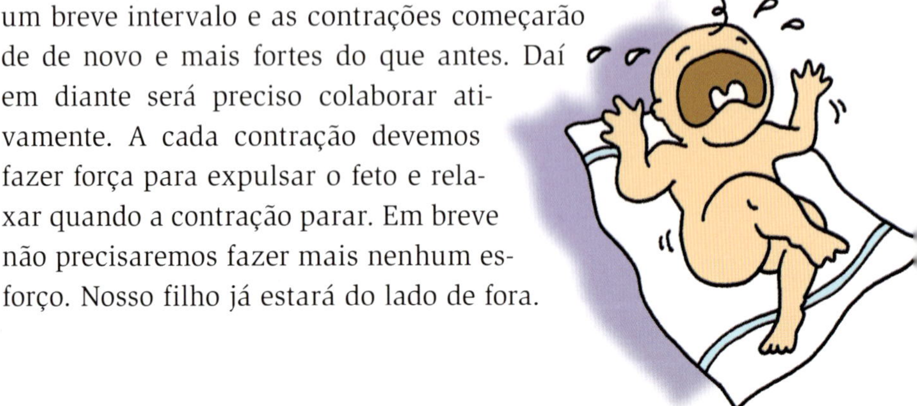

Essa segunda fase, que pode durar até uma hora, ainda não é a última. O bebê continua unido ao nosso corpo através do cordão umbilical, e a placenta ainda precisa ser expulsa.

A fase seguinte durará apenas uns dez minutos: com o auxílio de pinças o cordão será preso em dois lugares e será feito um corte entre as duas pinças, sem que isso provoque algum tipo de dor; o útero continuará se contraindo para que a placenta se solte da parede uterina. O médico pode ajudar puxando o cordão com cuidado enquanto pressiona o abdome. Por último, qualquer laceração ou incisão causada pela passagem do bebê será limpa e costurada. O parto terminou. Já somos pais!

A cesariana

Algumas mães se sentem frustradas quando o médico indica a cesariana. Essa indicação pode ter vários motivos, por exemplo, se o bebê estiver sentado, se estiver com dificuldade para respirar, se sua cabeça for muito grande, se demorar muito para nascer, se não houver suficiente dilatação... Nesses casos não devemos hesitar em recorrer à cesariana; forçar um parto natural poderia produzir graves lesões em nosso filho.

Medo da dor

A experiência de dar à luz um filho é inesquecível. As emoções e a felicidade que se desencadeiam no momento em que a cabeça de nosso filho começa a se apresentar ao mundo compensam qualquer dor, mas não devemos nos iludir: o parto pode ser doloroso e é normal sentir um medo irracional quando a hora se aproxima. Não devemos ficar remoendo muito esse assunto; isso acaba dando uma dimensão desmedida ao fato e o próprio medo pode gerar um sofrimento desnecessário.

Se tivermos feito algum curso de preparação para o parto, poderemos aliviar a dor com as técnicas de respiração, e se todos os métodos de relaxamento falharem, sempre teremos os analgésicos e a anestesia peridural. Alguns casais não gostam dessa alternativa porque querem perceber cada movimento em toda a sua intensidade, mas quando a dor é insuportável, a única coisa que vão conseguir é ofuscar as sensações positivas. A escolha dependerá de cada casal; no entanto, não devemos esquecer que para ser mãe não é preciso transformar-se em mártir. O objetivo é viver a experiência do modo mais pleno possível, sem perder nenhum detalhe, e isso pode pressupor aliviar nossas dores o máximo possível.

Outros medos

Também é normal que a futura mamãe se pergunte: "Meu bebê será sadio? Vai nascer perfeito?". O papai, por sua vez, faz os mesmos questionamentos, e mais ainda: "Será que ela vai sofrer alguma complicação? Vou poder fazer alguma coisa para ajudar? Vou aguentar assistir a tudo?".

À medida que essas indagações vão encontrando respostas surgem novas perguntas: "Será que vamos dar conta das tarefas básicas, como cuidar do umbigo ou dar banho? Seremos capazes de interpretar corretamente suas necessidades? Seremos bons pais?".

Podemos nos acalmar: se a gravidez evoluiu normalmente e não há nenhum risco especial, tudo vai dar certo. Nosso corpo é sábio e foi especialmente desenhado para enfrentar esse momento, e nossa mente foi sendo preparada durante um tempo suficiente para estar à altura das circunstâncias. Nesse ponto do caminho sabemos mais do que poderíamos supor; agora é só colocar em prática todas as teorias que fomos assimilando. Além disso, logo nos daremos conta de algo excepcional: nosso instinto materno nos mostrará constantemente qual é o caminho certo.

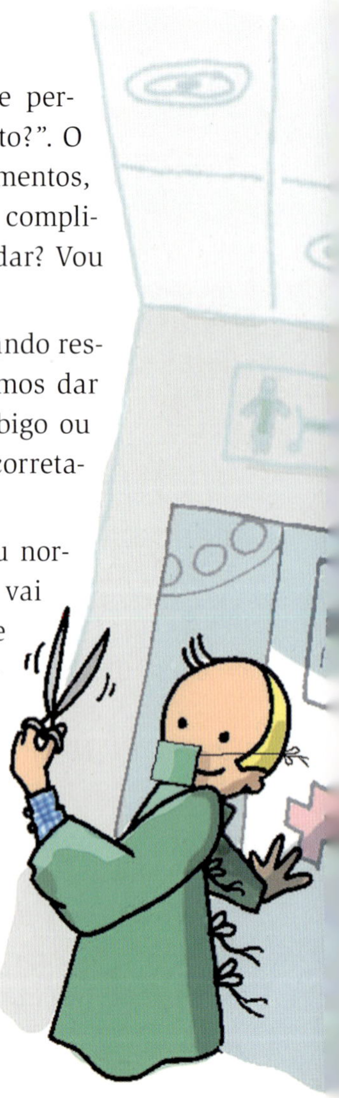

O medo que o bebê sente

É comum se falar do trauma do nascimento e, embora ninguém se lembre, todos nós já passamos por esse transe. Façamos de conta que estamos tirando um bom cochilo em um quarto silencioso e na penumbra. Estamos tranquilos e relaxados, não sentimos nem frio nem calor. É como se estivéssemos no céu, e, de repente, o quarto começa a se mexer, todos os objetos caem violentamente do lugar e somos atirados para fora através de uma estreita janela, empurrados por uma força gigantesca; uma paisagem de luz nos cega, sentimos frio, e somos cercados por um turbilhão de ruídos e seres desconhecidos. A situação é no mínimo desconcertante e, por que não dizer, angustiante.

Em poucos segundos esse ser inexperiente precisa aprender a respirar, chorar, engolir, adaptar-se a novas temperaturas e a novas condições de iluminação. Embora a natureza nos tenha dotado dos mecanismos necessários para realizar esse extraordinário aprendizado em tão pouco tempo, isso não significa que não seja uma tarefa árdua. Todos os fenômenos que ocorrem dentro e fora do organismo do bebê são desconhecidos para ele. E já sabemos que o desconhecido sempre provoca medo.

Angústia e felicidade em dobro

Não faz muito tempo, a imagem de um parto costumava ser a de uma mãe deitada na mesa de parto gritando, sofrendo, enquanto o pai fumava sem parar, andando de um lado para outro no corredor do hospital, à espera de notícias. Essa imagem já passou para a história, em primeiro lugar porque nos hospitais é impensável que alguém fume e, em segundo lugar, porque progressivamente os pais foram assumindo um papel ativo no parto até o ponto de serem eles próprios, muitas vezes, os responsáveis por cortar o cordão umbilical.

O fato é que assistir ao nascimento de um filho não deve ser considerado apenas um dever, e sim um direito que todos os pais têm. As emoções desencadeadas durante o nascimento terão um impacto bastante forte nos dois membros do casal: de um lado vivencia-se a imensa alegria de ver e tocar nosso filho assim que ele nasce; de outro, o nervosismo, a angústia, a dor... A mistura dessas emoções provocará quase sempre o choro da mãe, que será a resposta à grande tensão acumulada. A energia emitida pelo pai nesse momento fará com que ela sinta que o ato foi realmente compartilhado.

O que o pai pode fazer durante o parto?

As dores que a mãe sente durante o parto podem distanciá-la do ato do nascimento. O marido pode ajudar muito a suportá-las, apertando a mão da companheira em cada contração, procurando distraí-la com palavras de conforto, orientando os exercícios de respiração, transmitindo-lhe confiança e, finalmente, dirigindo a atenção dela para o bebê quando ele vier à luz. A união dos três em um abraço será uma das sensações mais maravilhosas que poderemos experimentar. A presença do futuro pai na sala de partos não será positiva apenas nesse momento. Meses depois, talvez anos, a lembrança permanecerá viva, e poder recordá-la juntos reforçará os laços afetivos do casal.

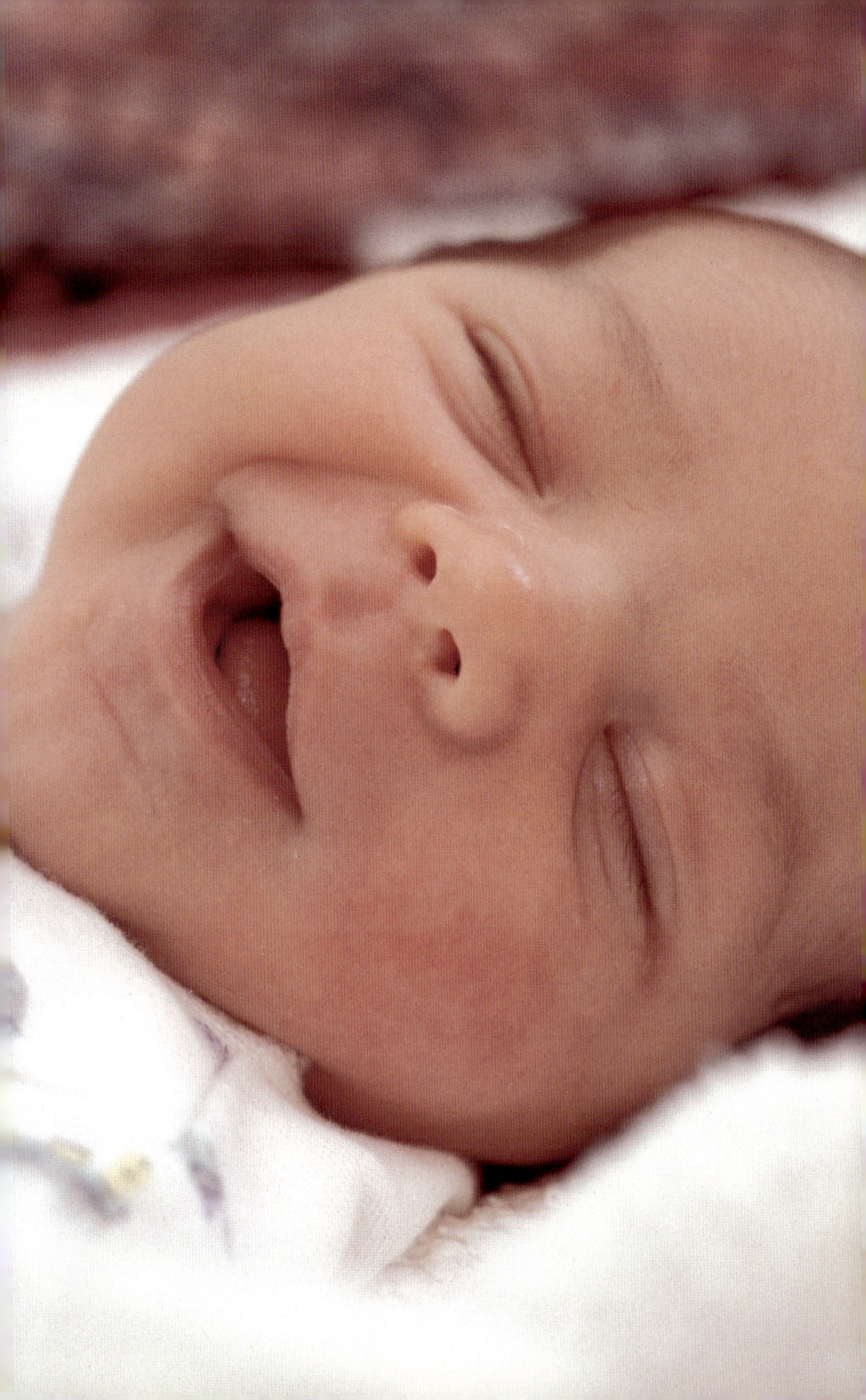

2. As primeiras horas

Alívio e sensação de vazio

Tudo correu bem no parto, já conhecemos nosso filho, agora precisamos descansar. Os médicos recomendam a posição deitada de costas e com as pernas esticadas, já que ficaram flexionadas durante muito tempo. Se houve cesariana, é normal ter perda de sangue nas primeiras horas; para evitar que esse sangramento seja excessivo, o útero deve se contrair e voltar aos poucos ao seu tamanho original. A contração do útero será dificultada se a bexiga estiver cheia, de modo que duas ou três horas depois do parto é recomendável ir ao banheiro e tentar urinar. O intestino grosso terá sido esvaziado completamente antes ou durante o parto, com isso levará uns três dias para voltar a se encher. A primeira refeição sólida poderá ser feita depois de cinco ou seis horas, e quando tiverem se passado entre oito e dez horas poderemos tomar o primeiro banho, tomando o cuidado para não molhar muito o local dos pontos, caso tenha havido corte ou ruptura de tecido.

O papel do pai será fundamental para que a mãe passe essas horas posteriores ao parto de modo agradável. Não podemos esquecer que, durante nove meses, ela carregou um ser dentro de seu corpo e que agora pode estar sentindo uma grande sensação de vazio. Somente as atenções e o amor de seu companheiro poderão ajudar.

O aspecto do nosso bebê

Nosso filho sai do útero coberto de sangue e da substância branca que o protegeu durante toda a gravidez. Pode dar a impressão de que a cabeça está um pouco deformada, já que os ossos do crânio ainda não se soldaram, e a carinha está inchada. Alguns bebês têm até alguns "galos" causados pela pressão exercida no colo do útero, mas não devemos nos alarmar diante desses inchaços, já que a tendência é desaparecerem em poucos dias.

Também não é motivo de preocupação se o bebê apresentar algumas manchas roxas e minúsculos pontinhos brancos, sobretudo em volta da boca, pois também desaparecerão progressivamente. O pedaço de cordão umbilical que ficou preso ao umbigo irá secar até cair por si só, e os órgãos genitais, que geralmente se mostram inchados, irão diminuindo gradativamente até assumir o tamanho normal. Também a penugem que recobria o corpo do bebê durante a gravidez pode ainda estar presente e irá desaparecer com os dias; o mesmo acontecerá com o tom um pouco azulado que alguns bebês apresentam nas mãos e nos pés. Trabalhamos arduamente para trazer nosso filho ao mundo e é perfeitamente normal que seu corpo evidencie esse grande esforço. Em algumas semanas todos esses sinais terão desaparecido.

Os primeiros cuidados

Ainda na sala de parto já serão tomadas algumas medidas preventivas para assegurar a saúde do bebê. Depois de limpá-lo adequadamente, será administrado um colírio para evitar possíveis infecções (isso pode deixar os olhos vermelhos, mas é temporário). Em seguida talvez seja administrada a primeira dose da vacina contra a hepatite B, assim como uma dose de vitamina K que evitará possíveis hemorragias. Hoje em dia os especialistas recomendam a administração oral dessa vitamina, já que a via intramuscular tem sido associada a casos de câncer infantil. Enquanto a equipe médica realiza essas tarefas, os pais deverão permanecer juntos, transmitindo um ao outro a intensidade de sua emoção e descarregando a tensão acumulada durante o parto.

O primeiro som de nosso filho

De imediato, a primeira coisa que a criança sente é a falta de oxigênio. Durante toda a gestação o oxigênio foi fornecido pela mãe através da placenta e do cordão umbilical. No momento em que o cordão umbilical entra em contato com o ar, a passagem de oxigênio é bloqueada e o bebê deve começar a respirar através dos pulmões. O esforço que esse ato pressupõe para um ser tão pequeno e sem nenhuma experiência é comparável ao de uma luta de vida ou morte contra um gigante. Os braços e as pernas se agitam e pela primeira vez ele emite um som usando as cordas vocais.

Essa será provavelmente uma das primeiras experiências que os três membros da família sentirão de maneira diferente. Os pais respiram aliviados diante da certeza de que seu filho está vivo. O pequeno, de acordo com alguns especialistas, está lançando seu primeiro grito de angústia.

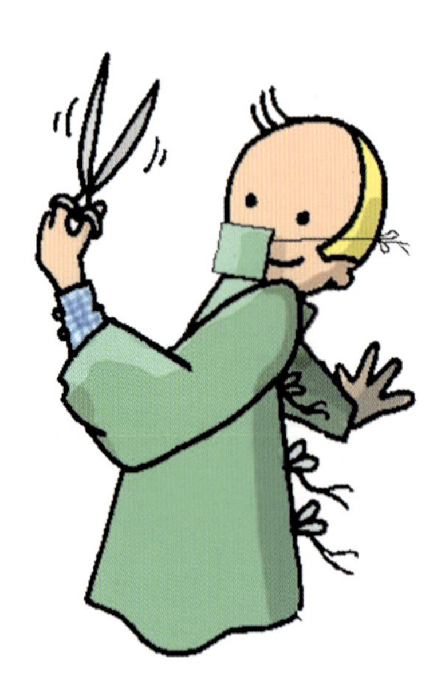

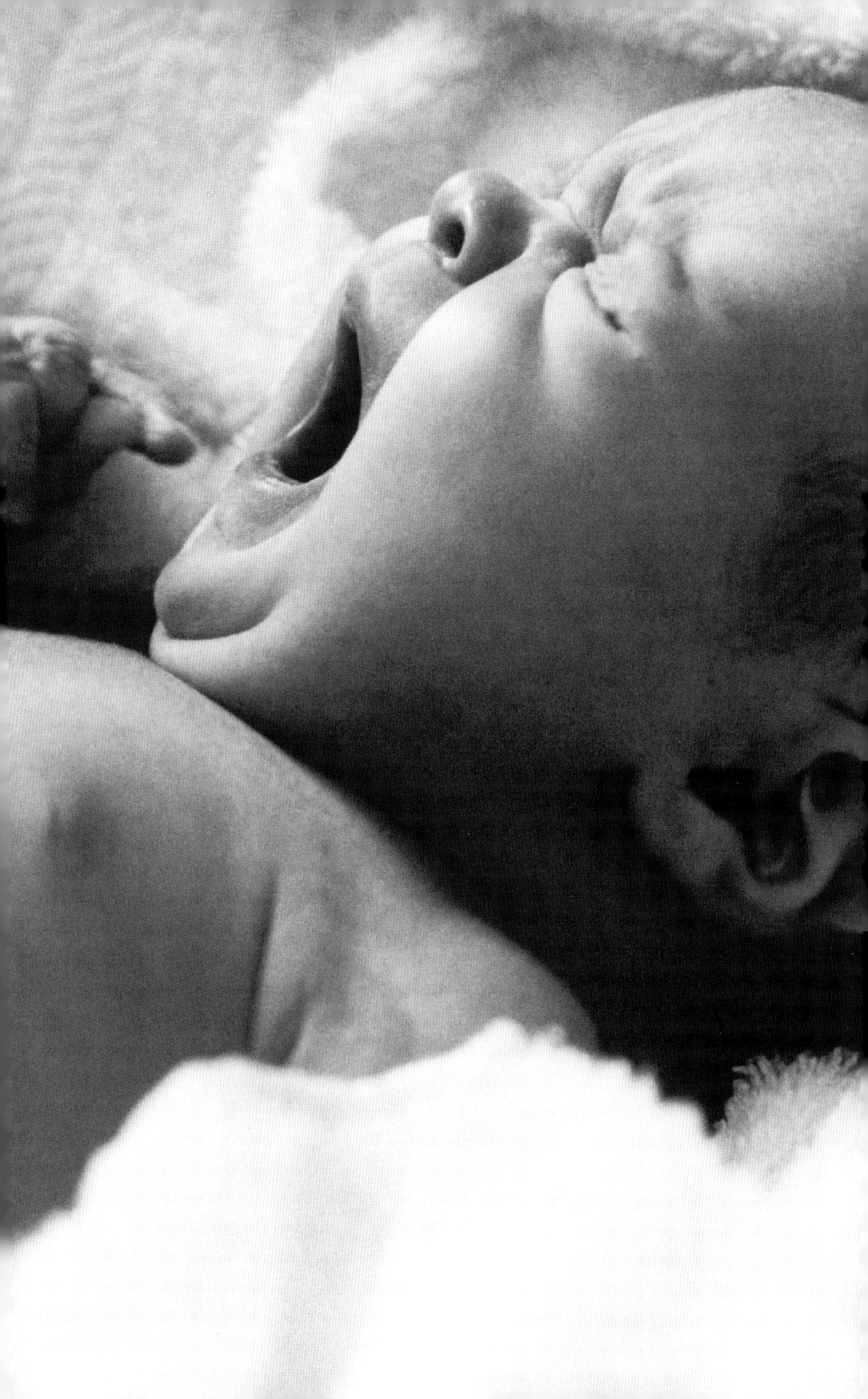

3. Novos sentimentos

Agora somos responsáveis por alguém

Com o nascimento de nosso filho, não ocorreu apenas um evento biológico, mas também um processo emocional de extrema importância. De um lado, o parto físico e, de outro, o parto emocional. Trazemos nos braços uma pessoa de carne e osso, e nas mãos uma nova vida.

Se nesse exato momento a mãe e todos os que ajudaram no parto deixassem o bebê sozinho, ele morreria em poucas horas. Ao nascer, não estamos dotados dos mecanismos para sair correndo atrás de nossa mãe ou para nos pendurarmos em seus seios em busca de alimento. Alguns animais conseguem fazer isso, mas os seres humanos não.

É importante, portanto, que o casal se conscientize desde o início que acaba de trazer ao mundo um ser completamente indefeso e que de seus cuidados não só dependerá sua sobrevivência, mas também seu caráter, suas emoções e toda sua complexa vida psíquica. Seus cinco sentidos, embora não desenvolvidos totalmente, estão recebendo milhares de estímulos externos que formarão sua personalidade de uma maneira particular e única.

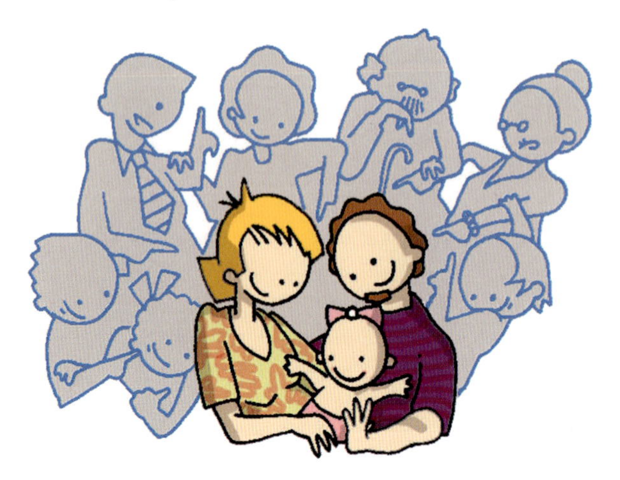

O que o recém-nascido está sentindo?

Se no instante do nascimento nosso bebê sentiu basicamente uma grande angústia, a partir do momento em que já está do lado de fora começará a se adaptar rapidamente a todas as situações.

Embora esteja provido dos mecanismos necessários para bocejar, mamar, espirrar etc., suas únicas sensações serão de agrado ou desagrado.

Ainda não sabe se as coisas que o incomodam vêm de seu interior ou de seu entorno, e suas reações são apenas atos reflexos.

Mostra-se sensível ao tato (especialmente na região da cabeça) e suas percepções visuais ainda são muito vagas; no começo é mais provável que reconheça seus pais pela voz, e não pela visão. Enfim, nosso bebê sente, mas não tem a menor ideia do significado dessas sensações. Somente à força de tanto se repetirem, essas sensações adquirem algum significado.

Orgulhosos de ter feito algo único

Aquele que diz que todos os recém-nascidos são iguais é porque nunca teve um filho. Passadas 24 horas desde o nascimento, toda a família, parentes, amigos e conhecidos já estarão especulando sobre a semelhança física do bebê: uns dizem que é a cara do pai, outros que é parecido com a mãe, e há quem garanta que é igualzinho ao bisavô, que infelizmente não está mais entre nós. O certo é que os recém-nascidos são muito parecidos entre si, mas os pais seriam capazes de reconhecer o filho entre um milhão.

Somos invadidos por um sentimento de orgulho; conseguimos gerar um ser humano, é nosso filho, nosso e de mais ninguém: a prova mais tangível de nosso amor. De repente dois seres individuais se veem refletidos em um único ser, que é a mistura dos dois, e isso produz um forte sentimento de união. Que importância tem com quem se parece? O importante é que pai e mãe continuem unidos, porque a partir de agora haverá momentos em que, sem querer, o novo papai pode se sentir fora do jogo.

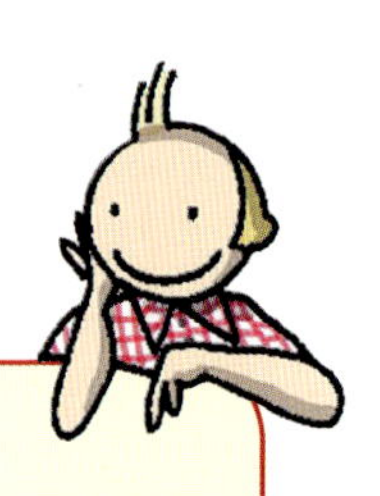

Tristeza pós-parto

Estamos felizes, nos sentimos responsáveis, orgulhosos de nosso filho, mas, de repente, a nova mamãe é invadida por um profundo sentimento de tristeza. As crises de choro e tristeza após o parto costumam ser comuns a quase todas as mulheres, e não têm por que se transformar em depressão pós-parto. O esgotamento físico e emocional do parto aflora e os hormônios voltam a estar revoltos; os níveis de estrogênio, que possui ação estimulante e antidepressiva, diminuem consideravelmente, causando angústia, tristeza e irritação. É um evento semelhante à TPM, que muitas mulheres sentem com a aproximação da menstruação, e não deve ser motivo de preocupação porque vai desaparecer assim que o organismo recuperar seu estado original.

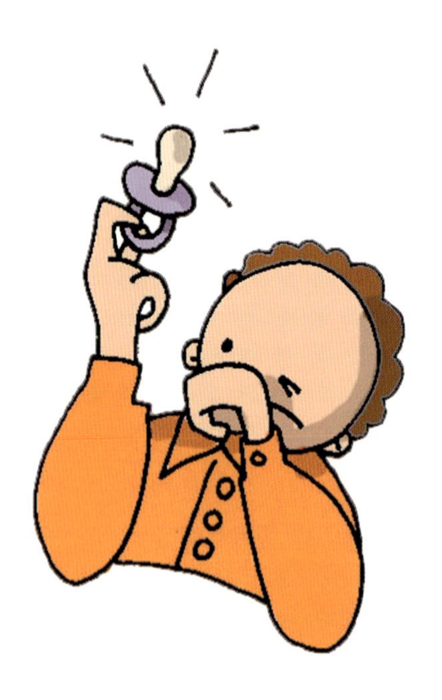

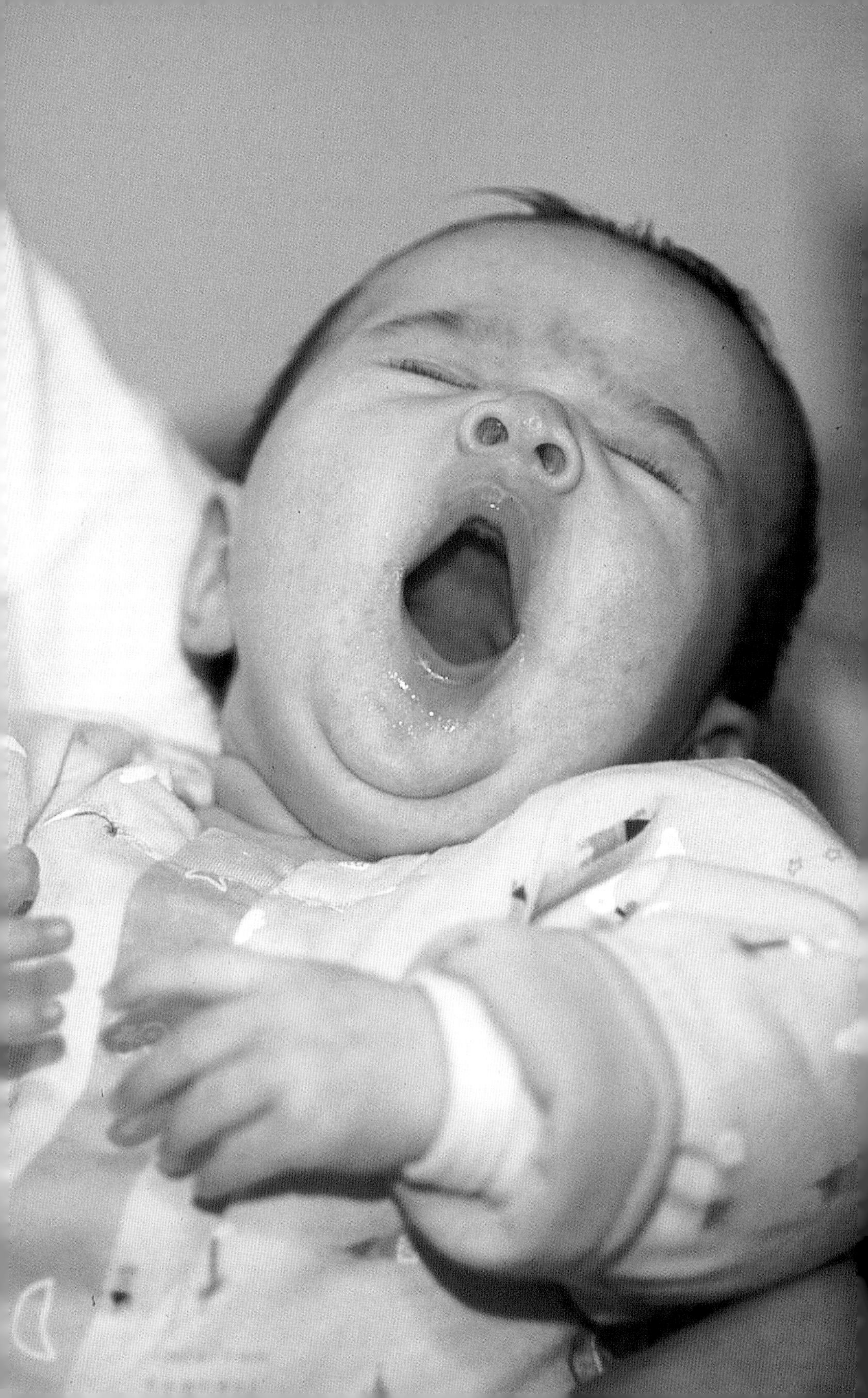

4. Primeiras manifestações de afeto

Um triângulo afetivo

Nove meses atrás começamos a caminhar juntos, preparando-nos para ter nosso filho. Durante o longo período de gravidez, trabalhamos lado a lado para que tudo desse certo. Acabamos de passar pela inesquecível experiência do nascimento, respirando no mesmo compasso. Somos o casal mais afinado da terra e agora precisamos arrumar espaço para uma nova pessoa... A dupla transformou-se em trio e precisamos estar muito conscientes disso. Devemos devotar o melhor de nossa atenção e afeição a esse novo ser, mas não podemos deixar um ao outro de lado.

Agora somos pais, mas continuamos sendo um casal, e quanto mais atenção dermos um ao outro, maior conforto e segurança estaremos transmitindo ao nosso filho. A nova mamãe se encontra em um estado físico e emocional completamente alterado e precisa de cuidados. E o novo papai deve ajudá-la, mas sem se privar de viver plenamente sua paternidade.

Os dois devem manter contato físico com o bebê, os dois devem se revezar nos cuidados necessários, os dois têm de conversar e aconchegar o bebê junto ao peito. A habilidade de cuidar da criança não é necessariamente superior na mãe e, além disso, o pai precisará que sua companheira lhe transmita confiança para não se sentir excluído. Se quisermos começar com o pé direito não devemos subtrair afetos de ninguém e sim multiplicá-los por três. Não sejamos mesquinhos com os sentimentos!

Alimentação física e emocional

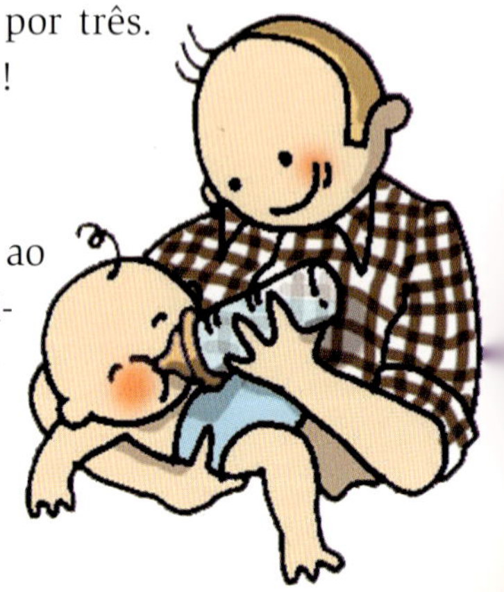

Uma maneira infalível de transmitir afeto ao bebê é através da alimentação. O ato de alimentar nosso filho significa algo mais que fornecer-lhe os nutrientes necessários para sua sobrevivência. Enquanto se alimenta, o bebê não só tem saciada a sua sensação de fome, mas também recebe segurança. A pessoa que alimenta o bebê será para ele a portadora de sua satisfação, independentemente de quem o faça.

O leite materno é o melhor alimento que uma criança pode receber, já que foi especialmente projetado para satisfazer às necessidades de sua espécie. É um alimento completo, que provê todos os nutrientes necessários, aumenta a imunidade e atua na formação da flora intestinal. Para a mãe, a amamentação estimula a contração do útero, ajuda na recuperação do peso e na prevenção do câncer de mama. Além disso, contribui para fortalecer o vínculo psicoafetivo com o bebê, razão pela qual o momento da amamentação deve ser compartilhado o mais possível pelos dois genitores, pois se trata de ocasiões fundamentais para a transmissão de calor e afeto, um instante de intimidade no qual as emoções do nosso bebê se unem às nossas de maneira muito intensa. O pai terá uma agradável sensação de segurança ao ver que sua mulher é capaz de garantir a sobrevivência do bebê. Ficar ao lado dela durante a amamentação é um gesto de carinho e favorece a cumplicidade, a união e os cuidados mútuos.

Precisamos acudir sempre que o bebê chora?

Perguntar isso é o mesmo que perguntar se precisamos atender ao telefone toda vez que ele toca. Se quisermos saber do que se trata a resposta é "sim". Nosso filho dispõe de poucos recursos para se fazer entender, e o choro, ao qual recorre com frequência, serve para que ele expresse suas sensações e necessidades. Nenhuma criança chora por prazer e, embora a maior parte das vezes não se trate de nada grave, sempre estará querendo comunicar alguma coisa. Acudir é uma forma de dizer "estou aqui" e isso mostrará a nosso filho que ele pode contar conosco. O bebê pode chorar por estar com fome, dor, molhado, nervoso, carente de contato físico... Com o passar do tempo nosso ouvido vai ficando cada vez mais apurado, até conseguir distinguir a mensagem que o choro está transmitindo.

Se por algum motivo não for possível amamentar nosso filho com leite materno, e tivermos de alimentá-lo com a mamadeira, não há motivo para nos sentirmos frustrados. O fundamental é criar um ambiente favorável e o estado emocional propício para que nosso bebê se sinta seguro enquanto se alimenta por meio da mamadeira, e nesse caso o pai pode ter uma participação ainda mais ativa nessa experiência maravilhosa.

Embalar o bebê

Muitas teorias consideradas modernas apostavam em deixar o bebê chorar o tempo que fosse para não criar um apego excessivo. Hoje parece comprovado que qualquer transmissão de afeto ajudará a criança a crescer com menos medo e mais autoestima. O ato de ninar o bebê proporciona alguns minutos de relaxamento e intimidade preciosos, enquanto o contato direto e o movimento repetido regularão as funções neurológicas do recém-nascido. Os movimentos rítmicos agem como um calmante natural em seu organismo proporcionando um profundo bem-estar. Contudo, não devemos embalar o bebê para fazê-lo dormir, mas apenas para acalmá-lo e relaxá-lo.

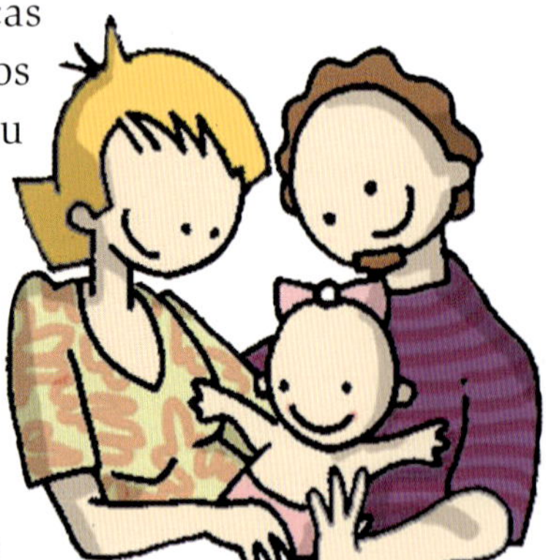

Tampouco é o caso de ficar o dia inteiro grudados no bebê. Ele mesmo nos dirá com seu choro quando quiser um pouco de colo para receber nosso amor.

Massagem

Já sabemos o quanto foram eficazes as massagens recebidas durante a gravidez. Agora o pai ou a mãe pode praticá-la com o bebê. O contato de nossa pele com a pele de nosso filho reforça os vínculos afetivos existentes entre nós e, ao mesmo tempo, favorece o desenvolvimento de todas as funções do bebê.

A massagem no rosto ajuda a relaxar os músculos faciais, sobrecarregados pelo trabalho de sucção; a massagem no estômago favorece a digestão, evitando o excesso de gases e a prisão de ventre. Massagens nas pernas, nos braços, nas costas, no peito..., todas são benéficas, não só para nosso filho, mas também para nós mesmos. Massagear o corpinho do bebê, ora pela mamãe, ora pelo papai, será uma excelente maneira de estudar suas reações e aprofundar o conhecimento de sua personalidade.

Mais demonstrações de afeto

Se levarmos em conta que o bebê nasce com todos os sentidos preparados para captar uma infinidade de estímulos externos, e que essa capacidade se desenvolve à medida que os dias, e até mesmo as horas, vão passando, perceberemos que podemos transmitir-lhe muitas mensagens.

Se o trouxermos para perto do peito, as batidas de nosso coração o acalmarão e também o estaremos ensinando a

Quanto a nós... começa o resguardo!

Bem, nós precisaremos dar e receber muitas demonstrações de afeto, mas não precisamente por meio de relações sexuais. Nos primeiros dias depois do nascimento, toda a região do corpo que foi solicitada no parto está muito dolorida e os pontos que foram dados podem causar incômodo. Além disso, com o parto, essa região apresenta uma queda importante de sensibilidade: de um lado, a irrigação sanguínea é menor (já que os vasos se soltaram para dar passagem ao bebê), de outro lado, a musculatura perineal se encontra distendida e os nervos de ligação dos órgãos genitais com o cérebro se encontram adormecidos. Por fim, o hormônio que produz o leite materno (prolactina) provoca uma diminuição considerável da libido. É natural, portanto, que nos primeiros dias ela não sinta vontade de manter relações sexuais, mas isso não significa que não necessite de carinho e contato físico. Durante alguns dias precisaremos potencializar a paciência e a fantasia para quando venham tempos melhores. E esses tempos não demorarão mais de um mês a chegar. Enquanto isso, vamos aproveitar nossas noites repousando... Se nosso filho deixar, claro!

nos distinguir das outras pessoas pelo cheiro. Conversando com ele, fixaremos nossa voz em sua memória, de modo a se sentir seguro todas as vezes que nos escutar.

Poucos dias depois do nascimento, o bebê já consegue imitar certos gestos faciais e segurar objetos por alguns instantes. Transmitindo-lhe também nosso afeto sorrindo para ele e aproximando nossas mãos para que segure nossos dedos, aos poucos vai aprendendo que suas pequenas satisfações estão ligadas à nossa presença, e assim começa a se sentir amado e também a nos amar.

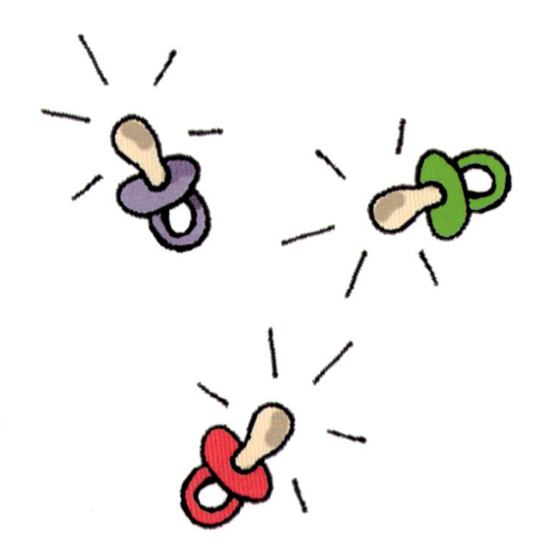

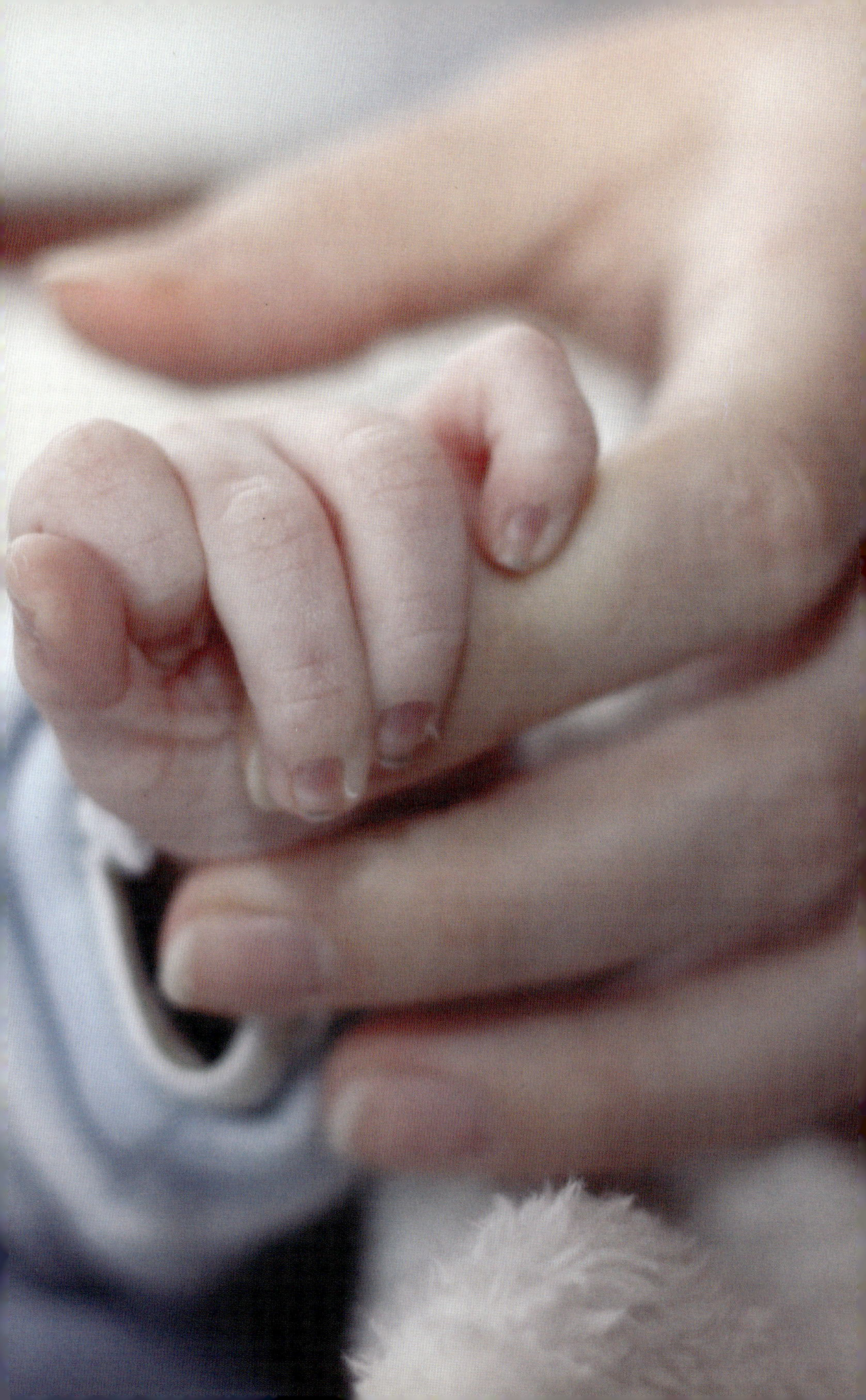

5. Dez perguntas sobre o nascimento

1. Como diferenciar as contrações da gravidez das do parto?

Durante a gravidez observamos as chamadas contrações de Braxton Hicks, que não são as mesmas que induzirão ao parto. Para conseguir diferenciá-las, além de usar como referência a data provável do parto, devemos observar a intensidade e a frequência das contrações. As do parto são muito mais fortes, ocorrem de maneira regular, demoram mais e, de modo geral, vão desde as costas até a barriga. Normalmente o parto é iminente quando as contrações duram mais de sessenta segundos e ocorrem a cada cinco minutos durante pelo menos uma hora.

2. Seria melhor que nosso filho nascesse em casa?

Não é possível generalizar e dizer o que é pior ou melhor com relação a essa escolha. Essa decisão deve ser tomada de acordo com o conceito de nascimento do casal, pegando como referência suas próprias ideias e as vantagens e desvantagens que podem estar envolvidas.

Em casa, a futura mamãe pode sentir-se mais tranquila, por estar em seu ambiente natural. Terá a opção de usar a roupa que preferir e de escolher as pessoas que ela quer ver à sua volta, sem passar pelo estresse de ter de sair correndo para o hospital. A cumplicidade das pessoas presentes ao parto será maior, assim como a sensação de intimidade e união com o bebê.

No entanto, podem surgir complicações impossíveis de solucionar no âmbito doméstico, e essa eventualidade, por si só, já gera alguma insegurança. Também o sentimento de responsabilidade será muito maior, podendo atormentar-nos nos momentos mais difíceis. Finalmente, o parto em casa será um parto natural, sem medicamentos para provocar contrações ou evitar a dor. Com isso respeitaremos absolutamente nossa fisiologia, mas podemos ter de suportar um sofrimento desnecessário.

A escolha deve ser estudada considerando todos os detalhes e deve representar a vontade das duas partes do casal, lembrando que nem sempre contaremos com o apoio do restante da família na decisão que tomarmos.

3. O parto na água é o mais natural?

São muitos os partidários desse tipo de parto porque pressupõe uma transição menos traumática do ambiente uterino para o ambiente externo. O meio natural do feto durante nove meses foi a flutuação em um lugar úmido, morno e tranquilo, e as condições de uma banheira ou piscina aquecida lhe darão segurança. Além disso, são inúmeras as vantagens desse tipo de parto para a mãe: a água ajuda a dilatação e diminui a dor. O esforço necessário para empurrar será menor e a flexibilidade dos tecidos aumentará, evitando eventuais lacerações. A duração do processo pode ser menor, já que a água acelera as contrações, e o aprendizado que o bebê deverá realizar para respirar será muito mais espontâneo e suave.

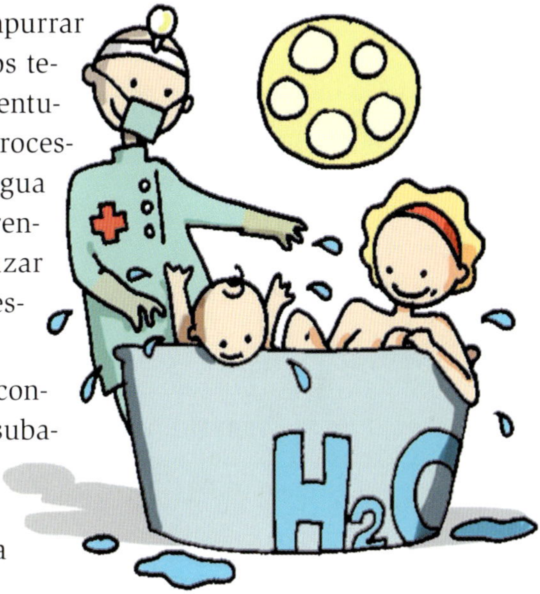

Não parece haver muitas contraindicações para os partos subaquáticos, mas convém escolher os melhores profissionais e estar preparados para uma possível assistência hospitalar.

4. O parto com fórceps é perigoso?

O fórceps é um instrumento constituído de um par de colheres que são ajustadas aos lados da cabeça do bebê para ajudá-lo a nascer. Com os avanços técnicos, o fórceps atual representa um risco mínimo, mas convém lembrar que o mau uso do fórceps pode causar laceração ou lesão na mãe, ou marcas e hematomas no recém-nascido.

Uma alternativa que vem ganhando terreno é a extração por ventosa, que, mediante um mecanismo de sucção, ajuda a conduzir o bebê pelo canal vaginal. O médico avaliará se essas técnicas são recomendáveis, desde que não existam contraindicações e que o seu uso seja sempre para evitar maiores danos.

5. Os bebês nascidos de cesariana são mais bonitos?

O parto normal oferece muitas vantagens sobre a cesariana: a recuperação é mais rápida, há menor risco de infecções ou complicações e menor chance de dor pélvica crônica para a mãe.

Nesse caso, o bebê pode apresentar uma aparência um pouco estranha ao nascer, por causa da passagem de seu corpo pelo canal vaginal. É normal, portanto, que a criança tenha a cabeça meio pontuda e os ossos do crânio sobrepostos. Seu rosto pode estar inchado e os olhos avermelhados.

A extração mediante cesariana evita esse esforço de nascimento, com isso o bebê nasce com feições mais harmoniosas. Mas as diferenças só ocorrem no momento do nascimento, já que todos os sinais do parto desaparecem em poucos dias e o bebê recupera suas feições naturalmente.

6. Podemos saber a cor dos olhos e do cabelo horas depois do nascimento?

Quase todas as crianças nascem com olhos azuis acinzentados, mas a cor definitiva provavelmente só será conhecida quando completarem duas ou três semanas de vida.

Quanto ao cabelo, também sofrerá variações. O cabelo que cobre a cabeça no nascimento cai por si só e será substituído por fios mais finos e, de modo geral, em tom mais claro. Recém-nascidos com vasta cabeleira preta podem vir a ser crianças completamente loiras.

7. Devemos oferecer a chupeta assim que o bebê nascer?

As opiniões sobre esse assunto são muito divididas. Atribui-se à chupeta uma série de benefícios e também de prejuízos para a criança. O bebê tem o instinto nato de sucção e a chupeta pode distraí-lo enquanto não está mamando; seria uma espécie de substituta da mãe. Além disso, proporciona prazer, bem-estar e segurança, e por extensão também tranquiliza os pais.

Entretanto, há quem defenda que a sucção contínua pode prejudicar sua capacidade de mamar. Além disso, nunca acalmará sua sensação de fome. Quando a criança chora de fome a chupeta só conseguirá irritá-la ainda mais. Embora possa se transformar na única maneira de fazê-la dormir, pode provocar seu despertar e choro todas as vezes que a chupeta cai de sua boca.

O uso da chupeta depende, portanto, da escolha dos pais. De todo modo, só devemos oferecer a chupeta para atender a suas necessidades de sucção, e não o nosso desejo de tranquilidade.

8. Como será a alimentação nos primeiros dias?

O leite materno que alimenta o bebê durante os primeiros meses não aparece imediatamente após o parto. Nos primeiros dias após o parto, os seios produzem uma substância amarelada chamada colostro, rica em todos os componentes que o bebê necessita. Passados três ou quatro dias, o colostro se transforma em um leite de transição e logo depois passa a ser o leite maduro. A qualidade de cada uma dessas substâncias estará em consonância com as necessidades do bebê em cada fase.

9. Peito ou mamadeira?

Como dissemos, para o bebê, o leite materno é o alimento ideal, já que contém todos os nutrientes e a hidratação necessária, além de aumentar suas defesas. A amamentação natural também é muito prazerosa e positiva para a mãe, física e psicologicamente.

Se não for possível amamentar naturalmente, as atuais marcas de leite em pó são de ótima qualidade e podem ser muito recomendáveis como complemento ou substituto do leite materno, desde que o pediatra controle de perto o peso e a condição nutricional do bebê.

10. Como saber se estou dando de mamar corretamente?

Se o bebê estiver sugando o leite de maneira incorreta, isso poderá provocar uma produção deficiente de leite, uma insatisfação do bebê e rachaduras nos bicos dos seios.

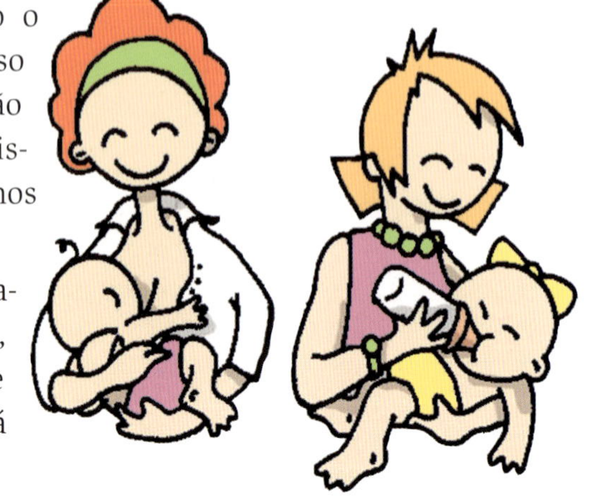

Um sintoma de amamentação incorreta é a dor. Portanto, ao sentir dor, pare e comece de novo. A interrupção não será percebida se colocarmos um dedo na comissura labial do bebê, com isso ele abrirá a boca e poderemos introduzir novamente o seio. A boca do bebê deve estar completamente aberta e presa à aréola, e não ao bico.

Durante o período de amamentação podemos tomar alguns cuidados para evitar infecções. Um bom método é lavar os bicos dos seios com água fervida antes e depois de cada mamada.

É importante prestar muita atenção a tudo o que as enfermeiras nos ensinam na maternidade. Logo estaremos em casa e teremos de nos virar sozinhas.

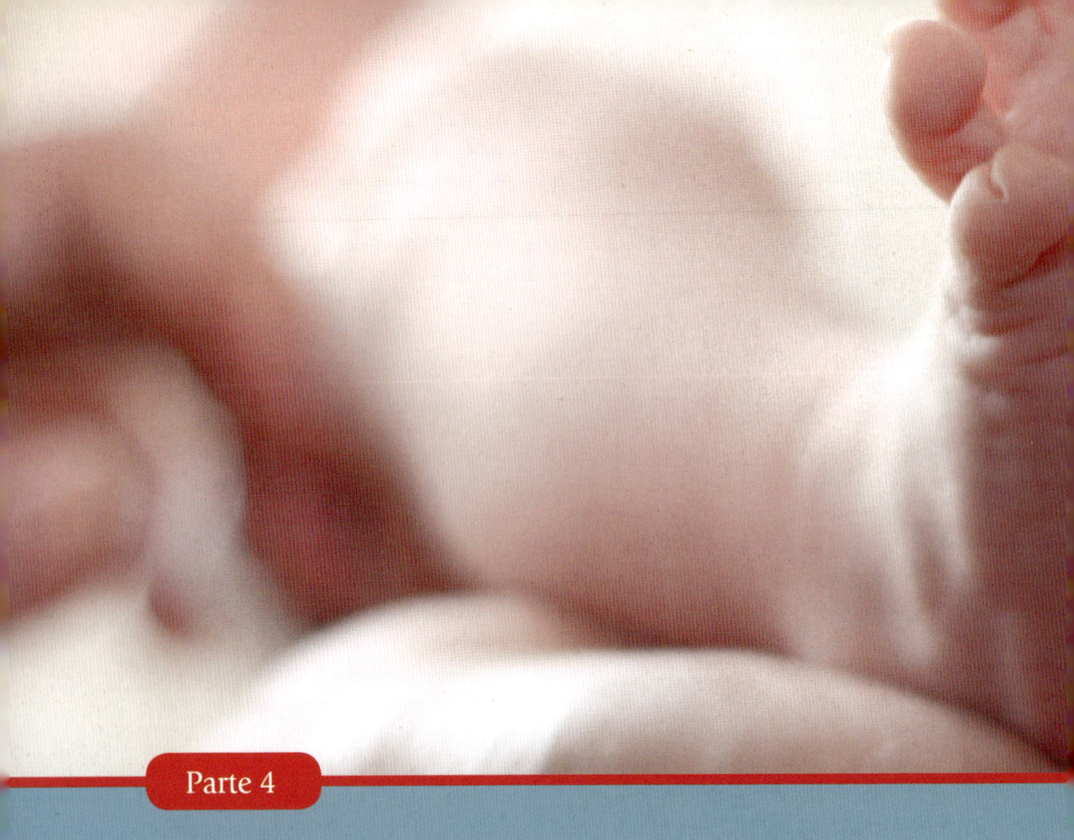

Parte 4

Os primeiros três meses

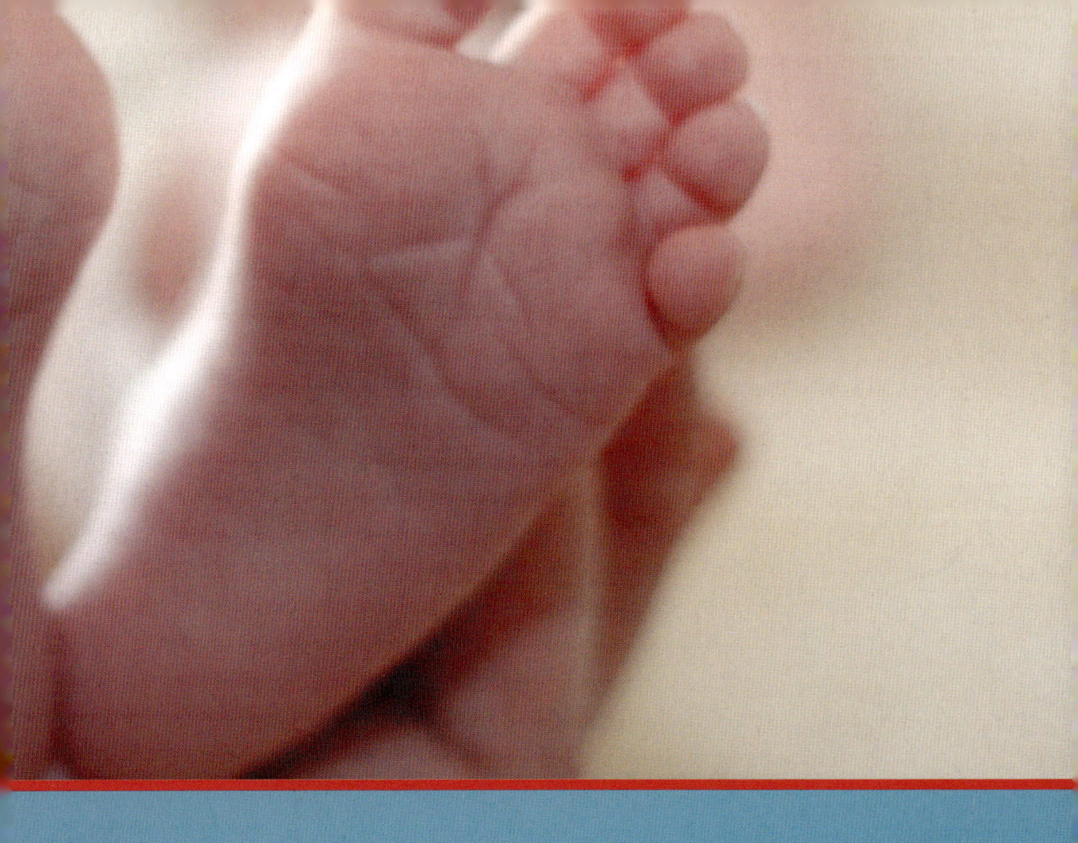

Alguns casais ainda se lembram do dia em que transpuseram a soleira da porta de sua casa para começar uma vida conjugal. Alguns seguiram fielmente a tradição – ela em seu vestido de noiva nos braços de seu marido novinho em folha. Outros ignoraram os rituais e simplesmente começaram a dividir o mesmo teto (e o banheiro, e o sofá, e as contas...). Mas quase todos conseguem estabelecer com clareza qual foi o primeiro dia de sua vida a dois.

O passo que daremos nas próximas páginas é algo parecido, só que um pouco mais difícil. Vamos transpor novamente a soleira da porta, mas agora com um pacotinho nas mãos. Trata-se do melhor presente que receberemos na vida e também o mais complexo: é nosso, embora não nos pertença; vai nos amar muito, ainda que leve anos para dizer isso (talvez nem chegue a expressar esse sentimento com palavras); encherá nossa casa de choros e também das mais gostosas risadas.

Convém estar preparados, porque a partir de agora começaremos a vida a três!

1. Finalmente em casa!

Entrando com o pé direito

Desde que começaram as primeiras contrações, não tivemos mais sossego: corremos para o hospital, aguentamos a tensão do parto, enfrentamos a emoção de conhecer nosso filho, recebemos dezenas de pessoas que vieram nos visitar carregadas de flores, presentinhos e sapatinhos de crochê. Médicos e enfermeiras entraram e saíram de nosso quarto o tempo todo e mal tivemos um minuto para ficar a sós.

Pois bem, agora esse momento chegou. Pode parecer óbvio, mas nunca é demais dizer que o que a mãe espera ao chegar em casa é um pouco de descanso, tranquilidade e intimidade. É fundamental, portanto, que ela encontre a casa organizada, limpa, com os artigos básicos à mão... enfim, que não precise se preocupar com nada além de acomodar seu filho no espaço que com tanto carinho foi preparado.

O que o bebê faz enquanto dorme?

Além de dormir mais horas, o recém-nascido tem períodos de sono profundo mais longos que os adultos. Durante esses períodos o bebê faz algo mais do que apenas descansar. O sono profundo é fundamental para o amadurecimento, aprendizado e a estruturação da memória. Pode-se dizer que, quanto mais jovens somos, maior é o trabalho que nosso organismo realiza para desenvolver corretamente todos esses mecanismos. Portanto, enquanto nosso baixinho dorme está crescendo a passos de gigante. Ao passar do estado de sono profundo para o de sono leve, é normal que se mexa, gema e se mostre um pouco agitado... Não precisamos nos preocupar: em poucos minutos voltará a se acomodar em um sono sereno. Não devemos interromper esses processos de descanso. Deixemos que durma, provavelmente está tendo bons sonhos.

Ao pai cabe então desempenhar vários papéis, e deve fazê-lo bem. Será o enfermeiro da nova mamãe, será o pai desse novo ser, será o companheiro compreensivo e carinhoso que sua esposa necessita, será o responsável pela administração doméstica, será o protetor desse novo lar que agora abriga três..., e ainda diz que se sente excluído! Seus dois entes mais queridos precisam dele mais do que nunca e não pode dar-se ao luxo de falhar porque essa etapa nunca mais se repetirá, pelo menos até a chegada de um novo filho.

Dormir, ou melhor... não dormir!

A primeira reclamação que faremos nessa nova vida a três que estamos iniciando é a falta de sono. O bebê, nos primeiros três meses, passará a maior parte do tempo dormindo (o normal é que ele durma de 16 a 18 horas, com diferentes níveis de profundidade), mas acordará a intervalos que em nada se parecem com nossos horários e hábitos de sono, o que nem sempre nos permitirá repousar.

O bebê não faz a menor ideia do que sejam horários de trabalho, nem mesmo consegue diferenciar com clareza o dia da noite, e não está nem um pouco preocupado com nossa intenção de finalmente conseguir sentar e relaxar no sofá. Nosso filho vive em um mundo particular, ao qual forçosamente teremos de nos adaptar nessa etapa inicial; só assim conseguiremos, aos poucos, trazê-lo para o nosso.

Seu próprio espaço

Um hábito que pode ser difícil no começo, mas que nos evitará muitos problemas no futuro, é acostumá-lo a associar berço, descanso e sono. Diante de uma crise de choro, é preferível ir até ele, para acalmá-lo em seu próprio espaço, do que pegá-lo no colo ou levá-lo para a nossa cama. Devemos saber que é a nossa presença que o acalma.

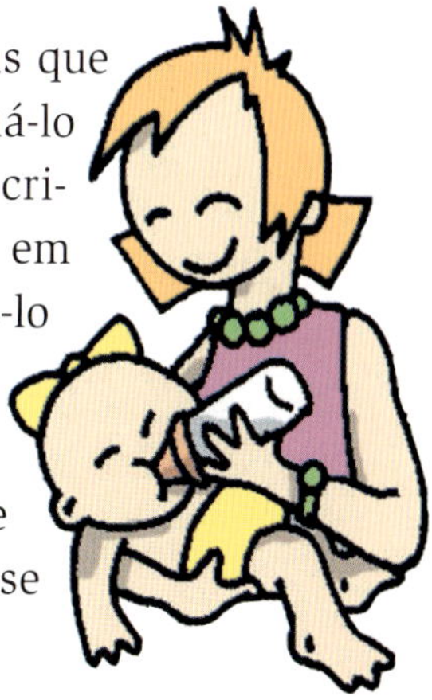

À medida que for crescendo, eventualmente pode pedir para dormir no meio dos pais para se sentir seguro. Essa concessão pode ser benéfica, desde que lhe seja ensinado que isso só deve ocorrer em casos excepcionais. Nos primeiros três meses podemos optar por colocar o berço em nosso quarto. Com isso, ao mesmo tempo que o bebê vai se acostumando com seu próprio lugar, evitaremos ficar andando de um quarto para o outro e conseguiremos dormir melhor, sabendo que vamos ouvir se algo não estiver bem.

Truques para ajudar o bebê a dormir

Podemos fazer muito para educar o sono de nosso filho. No entanto, seja qual for a estratégia utilizada para ninar nosso bebê, o importante é transmiti-la com serenidade. Não adianta tentar disfarçar nossa impaciência: a criança perceberá e será inútil balançá-la e acarinhá-la.

Criar atmosfera

Convém acostumá-lo a um ambiente propício para o sono, com pouca luz e silencioso. Embora os bebês se adaptem rapidamente a todos os sons, logo aprenderão a distinguir esse ambiente especial que provoca neles um efeito calmante.

O valor das canções de ninar

Quando o bebê se mostra muito excitado, a presença de um som agradável e monótono contribuirá também para que concilie o sono mais facilmente. Acalentá-lo com palavras e cantigas irá diminuindo sua excitação até adormecê-lo.

Um bom banho

Um banho com água morna, um pouco antes de colocá-lo para dormir, também fará com que o sono venha mais depressa e seja mais tranquilo. O efeito relaxante da água e a sensação de limpeza o acalmarão.

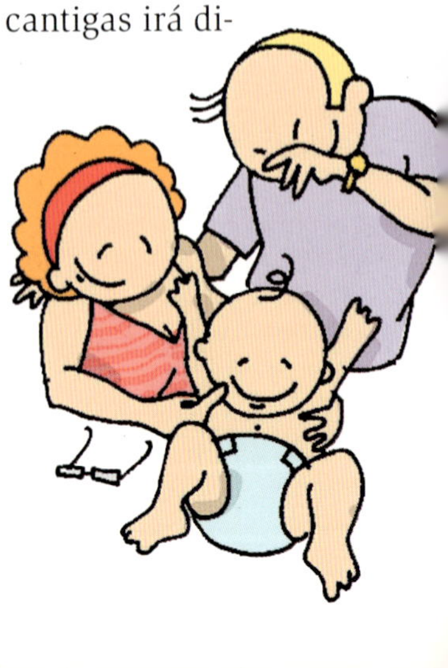

Nem frio nem calor

Manter uma temperatura adequada no quarto ao deitá-lo evitará que acorde sobressaltado com a sensação de frio ou calor.

Com a barriguinha cheia

A sensação de fome também pode acordar o bebê; portanto, para fazê-lo dormir profundamente é bom que se sinta completamente saciado.

De barriga para cima

Durante gerações muitas mães deitaram seu filho de bruços. Porém, atualmente, todos os pediatras recomendam deitá-lo de costas. A morte súbita é uma das maiores causas de óbito de bebês de até um ano de idade, mas dormir de barriga para cima diminui os riscos de morte súbita em mais de 70%, segundo pesquisas nacionais e internacionais. A posição é mais cômoda para o bebê e há menos chances de ele se sufocar ou asfixiar.

Divisão de tarefas

A maioria das mulheres tem a oportunidade de treinar a maternidade desde pequena, brincando de casinha e com bonecas, mas isso raramente ocorre com os homens. Seja qual for a causa, a verdade é que mesmo nas sociedades mais desenvolvidas e progressistas, a feminilidade e a masculinidade são conceitos que existem, embora não signifiquem a mesma coisa que há cinquenta anos.

O homem herda de alguma maneira o papel de protetor da espécie e é normal que, diante da presença material de seu filho em casa, se angustie com a responsabilidade de sustentá-lo e preservar o núcleo familiar.

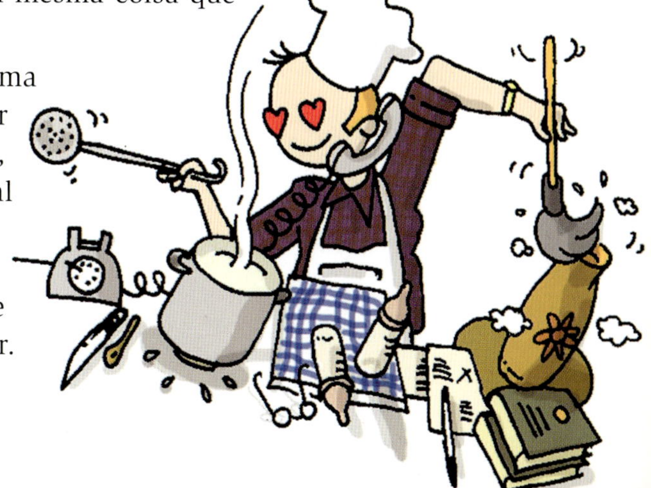

Se não quiser ser chamado de machista incorrigível, deverá também dedicar tempo e energia para transmitir carinho, mimos e afeto ao bebê, além de dar conta de uma montanha de tarefas domésticas que a esposa não consegue realizar por causa de seu estado. Esse sentido de responsabilidade também costuma produzir tensão na mente dele. Alguns especialistas chegam a falar até em uma espécie de depressão pós-parto masculina.

Quanto mais bem treinados estivermos na divisão das tarefas domésticas e quanto maior for nossa maturidade emocional, melhor desempenharemos essa nova função. Não é preciso nos preocuparmos demais; nosso filho está aqui para sempre, mas nem sempre será um ser indefeso que necessita de cuidados constantes. Em breve, além de pedir, também vai sinalizar inúmeras satisfações. Para o bem e para o mal, mais uma vez estamos diante de um período temporal; saibamos apreciá-lo ao máximo e relativizemos os inconvenientes. Os três possuem recursos suficientes para transformar essa situação em uma experiência, sem dúvida, divertida e gratificante.

O ritual da hora de dormir

Durante as primeiras semanas de vida, o bebê continuará agindo de acordo com seus padrões, alimentando-se sempre que sente fome. Mas aos dois meses de vida já podemos conseguir que durma seis ou sete horas ininterruptas durante a noite, sem precisar levantar para alimentá-lo. Para isso devemos ser muito rigorosos com o horário e criar uma espécie de ritual para a hora de dormir, que o bebê possa identificar pela repetição. A última mamada, o banho, a luz suave... tudo isso contribuirá para estabelecer esse ritual. Se fizermos isso por volta da meia-noite, talvez nosso bebê-despertador não soe até as seis horas da manhã.

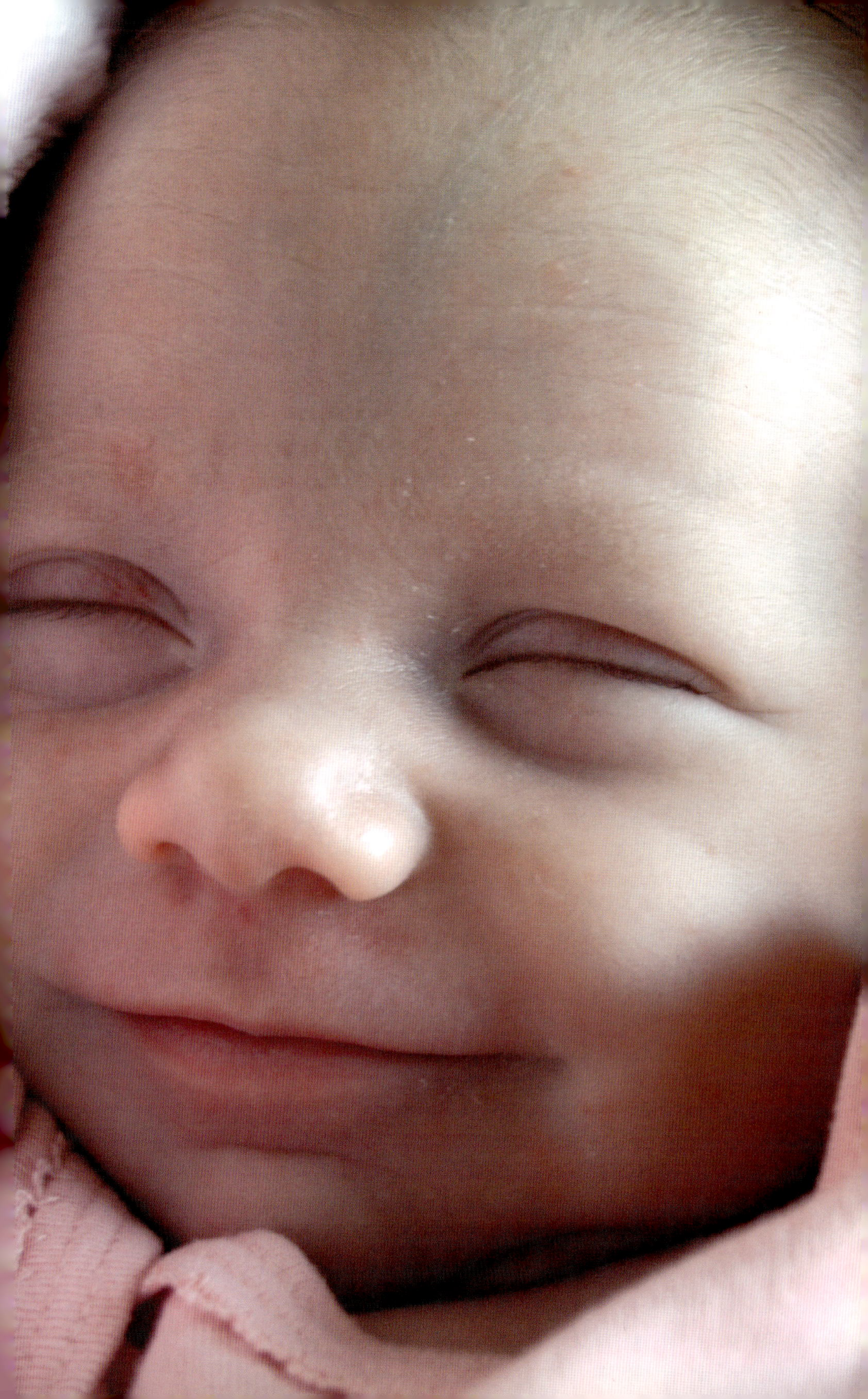

2. Aprendendo na prática

Curativo do umbigo

Essa será uma das principais habilidades que teremos de colocar em prática assim que chegarmos em casa. O pedacinho de cordão umbilical que ficou preso ao abdome de nosso filho levará de sete a dez dias para se soltar (um pouco mais no caso da cesariana).

Devemos refazer o curativo duas a três vezes por dia: cobrindo o cordão com uma gaze embebida em alguma solução antisséptica e protegendo toda a região com outra gaze seca e esterilizada. Em seguida podemos prender as gazes com uma faixa especial ou com a fralda, levando em conta que deveremos trocá-la assim que percebermos que está molhada de xixi.

Como ocorre com qualquer cicatrização, evoluirá melhor se estiver completamente seca; de modo que, sempre, depois do banho, a região deve ser cuidadosamente seca. Também podemos optar por lavar o bebê por partes, usando uma esponja umedecida.

Para detectar possíveis infecções, devemos observar se a região do umbigo está vermelha ou produzindo pus. Se isso acontecer temos de procurar o pediatra imediatamente.

O banho

O banho do recém-nascido deve ser diário. Além da higiene, o banho pressupõe uma pequena cerimônia muito benéfica para as emoções dos três. Convém que o casal compartilhe esse momento, mas se isso não for possível, devemos ao menos nos revezar para que a criança se acostume com os dois. A água deve ser morna, a temperatura do ambiente deve ser agradável e sem correntes de ar, já que o bebê não ficará completamente submerso na água. Com o antebraço acomodamos o bebê, que deve ficar com a nuca apoiada, usando a outra mão para lavá-lo com uma esponja macia. Recomenda-se começar molhando o rosto e depois o resto do corpo.

Terminado o banho, devemos envolvê-lo rapidamente em uma toalha, para que não perca calor com a mudança de temperatura, e secá-lo bem, fazendo suaves massagens.

A troca da fralda

Um cuidado especial deve ser dispensado à pele do recém-nascido, que é muito fina e em geral mais seca que a de um adulto. Para evitar complicações dermatológicas, é importante trocar as fraldas com a frequência adequada. Um contato prolongado com a urina ou com as fezes pode produzir assaduras. A qualidade e o tamanho das fraldas também desempenham um papel decisivo. Alguns materiais podem provocar alergia e um tamanho menor que o indicado muitas vezes deixa marcas vermelhas na pele. Cremes e pomadas antiassaduras são úteis porque formam uma barreira que impede que a urina entre em contato direto com a pele e devem ser aplicados a cada troca da fralda, depois de limpar o bebê.

Consultas com o pediatra

A frequência das consultas com o pediatra depende da necessidade de cada bebê. Normalmente, há uma primeira visita depois do nascimento, outra entre as duas e quatro semanas de vida e outra aos dois meses. Depois disso, se tudo estiver correndo bem, podemos programar a consulta seguinte para ocorrer no quarto mês. O próprio pediatra nos orientará com relação aos aspectos do bebê que devem ser observados. Não será um exagero que entre uma consulta e outra anotemos todas as dúvidas e perguntas que surgirem para discuti-las com o médico. Também é preciso ter o telefone do médico sempre à mão, para que possamos contatá-lo em caso de emergência e se observarmos alguma anormalidade em nosso filho. Não devemos ficar obcecados, tampouco acreditar que pareceremos tolos com nossas perguntas. Afinal, trata-se de nosso primeiro filho e nesse caso só se aprende observando e perguntando. Naturalmente, o pai também deve comparecer a essas consultas pediátricas, se quiser ser competente na criação de seu filho.

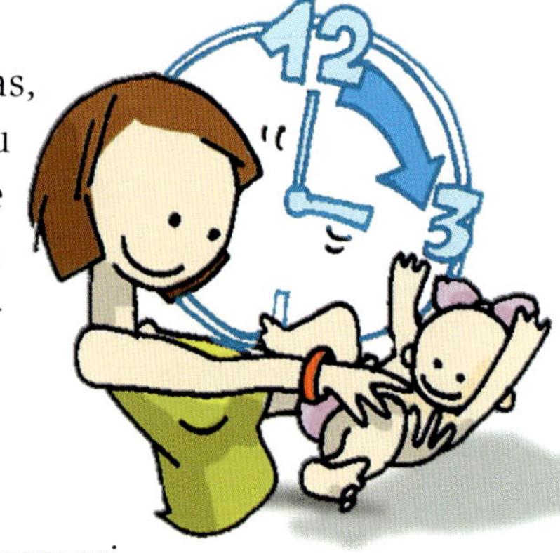

Se o bebê já está com assaduras, deve-se evitar o uso de toalhinhas ou lenços umedecidos e será conveniente deixá-lo maior tempo possível sem a fralda, para permitir uma melhor ventilação da região irritada.

O corte das unhas

Quando as unhas chegarem a um comprimento suficiente para que o bebê possa se machucar, devemos cortá-las com uma tesoura de pontas arredondadas, respeitando sua curvatura natural, para que o bebê não consiga se arranhar. Para as unhas dos pés a recomendação é deixá-las retas; com isso evitaremos que fiquem encravadas à medida que forem crescendo. A tesoura deve ser previamente desinfetada, assim como qualquer outro utensílio usado nos cuidados do bebê.

Os seios: de atores coadjuvantes a protagonistas

Se o barrigão foi o astro principal durante toda a gravidez, agora cederá o papel de protagonista aos seios. No hospital, como não tínhamos muitas ocupações, o momento de dar o peito ao nosso filho nos servia de estímulo. Mas agora estamos em casa, e a criança continuará mamando provavelmente durante mais seis meses, no mínimo.

No começo temos a impressão de que não dá para fazer outra coisa além de dar de mamar ao bebê: a cada duas ou três horas ele pede alimento e está grudado em nosso peito dia e noite, de maneira constante. Gradativamente, os ciclos de duas horas vão se ampliando até quatro ou seis horas, principalmente à noite.

A quantidade de leite produzida depende da necessidade de nosso filho. Quanto mais ele mama, mais leite produzimos. Uma boa maneira de ajudar a produção de leite é beber muito líquido e ter uma alimentação adequada.

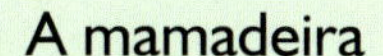

A mamadeira

A presença de doenças virais contagiosas, malformações bucais do bebê, mastites e infecções, mamilos invertidos etc., pode constituir um impedimento para a amamentação natural. Se nos encontrarmos em algum desses casos, devemos perguntar ao nosso pediatra qual é o leite mais apropriado para nosso bebê. As fórmulas industrializadas de leite infantil atualmente disponíveis no mercado possuem qualidade suficiente para satisfazer as necessidades de nosso filho, e, embora não cheguem a reunir os benefícios do leite materno, também contam com algumas vantagens: com a mamadeira podemos controlar melhor a quantidade de alimento ingerido, a mãe não precisa se preocupar com sua própria alimentação ou com os medicamentos que tenha de tomar, e o papel do casal no processo de alimentação fica equiparado, já que os dois podem se revezar nessa tarefa. Se for essa a nossa opção, teremos de pesquisar sobre a qualidade da mamadeira e do bico mais adequado, e tomar o cuidado de esterilizar o material antes de cada mamada.

Aprendendo a mamar

Mamar é extrair um alimento de seu recipiente fazendo um movimento de sucção constante. Se tivéssemos de nos alimentar assim durante toda a vida, seria desgastante. Para o bebê também pressupõe um esforço: sua boca deve cobrir toda a aréola para retirar a maior quantidade de leite; suas forças são quase inexistentes, mas se não sugar não consegue o alimento, obrigando-o a fazer um esforço extraordinário que pode deixá-lo esgotado. Por essa razão, muitas vezes, o bebê para como se não quisesse mais e começa de novo depois de alguns segundos. Está simplesmente descansando, repondo forças para continuar com esse trabalho duro até se sentir saciado. Isso levará em média dez a quinze minutos por mamada, e ele próprio indicará, com seu gesto, que já mamou o suficiente.

É preciso prestar atenção para não obstruir suas narinas com o seio. E embora se usem os dois seios em cada mamada, é importante esvaziar completamente pelo menos uma das mamas, porque o leite que sai no final possui maior valor nutritivo para o bebê.

Sinais de que estamos no caminho certo

Nos três primeiros meses, a melhor maneira de comprovar se nosso filho está recebendo a alimentação necessária será o controle frequente do peso. Nos primeiros meses a recomendação é que o controle seja semanal, assim poderemos montar um gráfico detalhado.

Outra referência que pode ser usada é a quantidade de trocas da fralda; o normal é trocá-la três a quatro vezes ao dia. Seu estado de ânimo também pode sinalizar o nível de alimentação. Se, estando acordado, o bebê se mostra abatido e passivo, pode ser um sintoma de que não está recebendo a quantidade de energia de que necessita.

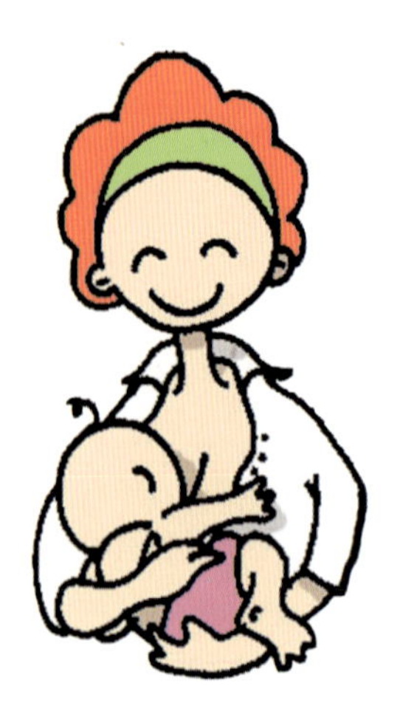

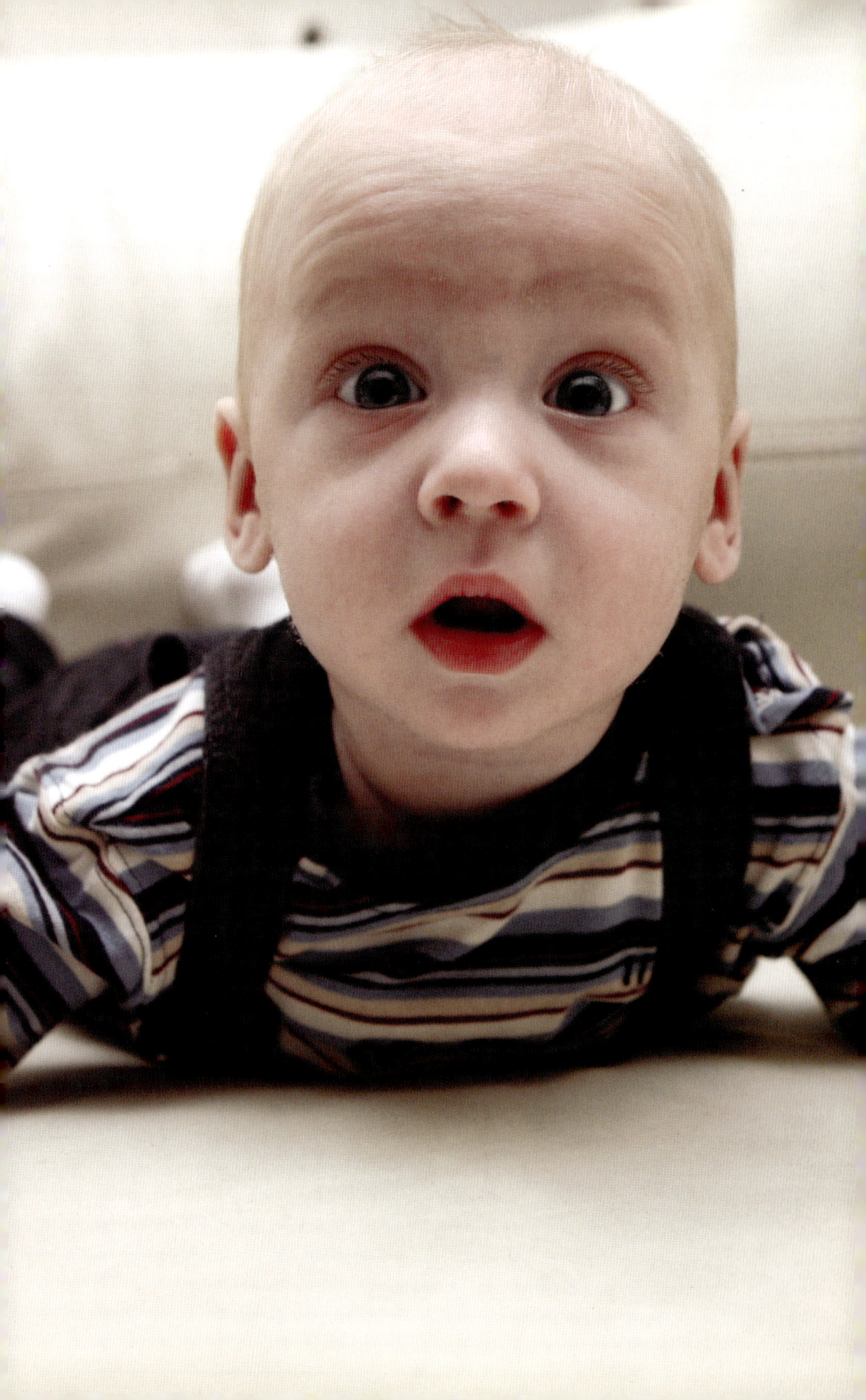

3. Mentes em ebulição

Recuperar a forma e não as medidas

Haverá tempo para submeter-se a regimes e exercícios físicos para recuperar a silhueta. No momento, o importante é estar em sintonia com o próprio corpo. Não podemos deixá-lo de lado nem odiá-lo, mas simplesmente retomar a agilidade aos poucos e fazer desaparecer a sensação de corpo pesado.

Subir escadas ou caminhar é uma maneira suave de começar a se exercitar, mas também podemos acrescentar exercícios de respiração, que não exigem grande esforço físico e, no entanto, trazem ótimos resultados para nosso organismo. A maioria desses exercícios é realizada em posição deitada sobre uma superfície dura, com as pernas flexionadas. Desse modo, estaremos oxigenando e tonificando o organismo em geral.

Uma ginástica mais específica é aquela direcionada a restabelecer o tônus da região genital. São exercícios que combinam a respiração e a contração dos músculos pélvicos e genitais. Também podem ser realizados em posição deitada e sua prática evitará problemas de incontinência, favorecerá nossas relações sexuais e reduzirá problemas uterinos na idade madura.

Se preferirmos receber acompanhamento durante esse processo, existem locais que oferecem cursos pós-parto, que incluem, além de programas de ginástica específica, aulas de puericultura e supervisão pediátrica de nosso bebê.

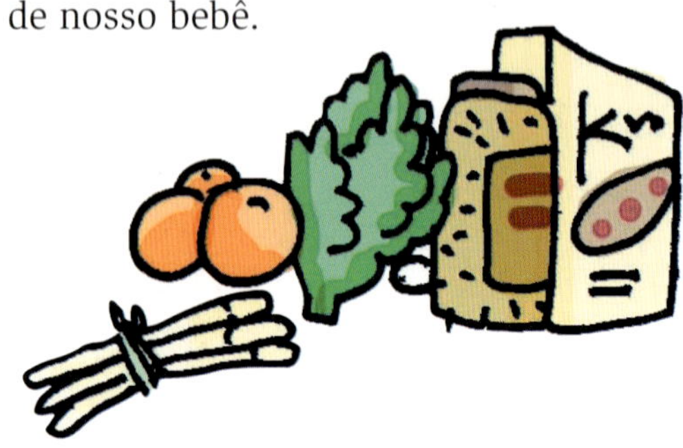

O que devemos comer durante a amamentação?

Nosso médico nos aconselhará sobre as vitaminas necessárias durante este período. De modo geral, devemos seguir uma dieta bem variada, rica em cálcio e ferro. Grande parte do cálcio ingerido é absorvida pelo bebê, e os níveis de ferro costumam baixar depois do parto. Esses minerais são encontrados na carne, na gema de ovo, em legumes, hortaliças de folhas verde-escuras e em frutas, como a ameixa ou banana.

Depressão pós-parto

Nem todas as mulheres sofrem o que se conhece como depressão pós-parto, mas todas, em maior ou menor grau, após dar à luz, experimentam um sentimento de tristeza que, aparentemente, não é compatível com a felicidade que o ato de se tornar mãe pressupõe.

Antes de continuar discorrendo sobre esse fenômeno que se origina após o parto, devemos ter em mente três coisas: em primeiro lugar, que o mundo das emoções não segue esquemas racionais, portanto, não tem por que ser coerente; em segundo lugar, o fenômeno tem uma explicação biológica; e em terceiro lugar, trata-se de um estado transitório que desaparecerá em poucos meses.

Ter essas três ideias claras não evitará que possamos sentir esse estado depressivo, mas nos ajudará a compreendê-lo, aceitá-lo e controlá-lo melhor.

As bruscas alterações hormonais após o parto são, muito provavelmente, uma das principais causas de nossa tristeza. Além disso, o parto significou um extraordinário esforço físico do qual nem sempre é fácil se recuperar. Ao cansaço produzido pelo trabalho de parto se soma o cansaço dos primeiros meses, nos quais o bebê não dá trégua e nos solicita dia e noite. Os horários de sono são alterados e o corpo se ressente, além do incômodo causado pelos pontos. A sensação de vazio que se experimenta ao perder a barriga também contribui para o estado de inquietação; nosso filho deixou de fazer parte de nosso corpo e se tornou um ser independente que, embora necessite de nossos cuidados, não depende mais de nós para sobreviver.

Por outro lado, a insegurança sobre se estamos sabendo cuidar de forma correta de nosso filho nos faz entrar em um estado de ansiedade permanente, que não ajuda em nada nosso estado de espírito. Finalmente, a autoestima também não está atravessando um de seus melhores momentos, porque, após o parto, sentimos que não somos tão atraentes como antes. Tudo isso pode ser superado com um pouco de paciência e mantendo uma atitude positiva.

Pequenas estratégias contra a depressão – para a mamãe

- Tentar conciliar os horários de sono e descanso com os do bebê durante as primeiras semanas (dormir e descansar quando ele dorme e descansa).
- Dar uma volta ao ar livre. Caminhadas e atividade física melhoram nosso ânimo e evitam a sensação de que o teto está prestes a cair sobre nossa cabeça.
- Procurar momentos para realizar algumas atividades a sós, sem o bebê. A sensação de não poder desgrudar nem um minuto de nosso filho pode chegar a nos sufocar.
- Amamentar e procurar momentos de intimidade com o bebê que ajudem a recuperar o forte vínculo estabelecido quando ele ainda estava em nossa barriga.
- Conversar com outras mães e com o marido sobre todas as dúvidas que surgirem com relação ao cuidado do bebê. Não devemos sentir nenhuma vergonha ou medo de parecer desinformadas; todos adoram dar conselhos e provavelmente vão dá-los, mesmo que ninguém peça.

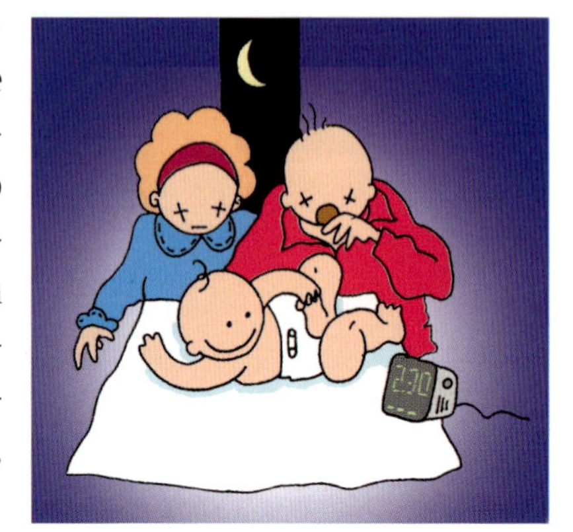

- Voltar à boa forma física e cuidar da aparência são motivações importantes, mas com calma, sem obsessões.
- O corpo sofreu um grande desgaste e não será prudente exigir demasiado dele começando, por exemplo, a fazer abdominais exaustivamente. Podemos iniciar com exercícios leves, quando sentirmos que estamos preparadas. Aos olhos de nosso marido, a imagem de nosso corpo está supervalorizada por ter realizado um prodígio do qual ele nunca será capaz: a gestação de nosso filho. Não será demais pedir afagos para esse corpo que viveu tantos fenômenos nos últimos meses.

Evitar depressões graves

A chamada depressão pós-parto não é um sentimento contínuo; a sua manifestação é esporádica e tende a desaparecer. Se isso não acontecer, se a tristeza for excessivamente profunda e se chegarmos até a sentir uma rejeição declarada pelo bebê, será recomendável procurar um especialista que nos oriente e nos ajude a superar esse momento.

Pequenas estratégias contra a depressão – para o papai

- Proporcionar momentos de descanso para a mamãe, ocupando-se das tarefas que ela realizaria se estivesse em plena forma.
- Acompanhar, participar e estimular o processo de amamentação, para melhorar a autoestima dela.
- Manter-se informado sobre tudo o que é necessário fazer para cuidar bem do bebê, e colocar em prática. Isso aliviará a enorme responsabilidade que ela sente.
- Dedicar um tempo para ficar a sós com o bebê, para liberá-la e fazer com que ela sinta que continua sendo uma mulher independente, e não somente uma mãe.

- Verbalizar o quanto ela continua sendo atraente e descobrir cada milímetro de seu novo corpo, elogiando sua feminilidade e ignorando os pequenos "defeitos" que tenham surgido, como estrias, flacidez etc. Não a pressione a se cuidar fisicamente; ela encontrará seus próprios tempos, e a maior motivação será perceber que ainda continua sendo uma mulher atraente para o marido.

Estimulação psicológica do bebê

Os primeiros meses de vida da criança são decisivos para estruturar sua capacidade intelectual e emocional. Aparentemente não se trata de uma tarefa difícil, já que seu cérebro está dotado de uma capacidade inata. Nasce com a capacidade de fala, audição, adaptação etc. Entretanto, se não estimularmos essas capacidades, se nos limitarmos a deixar o bebê no berço, como se fosse um boneco, estaremos desperdiçando um tempo muito precioso de seu aprendizado.

Do mesmo modo que desde o primeiro dia de vida temos de dar conta de alimentar seu organismo, também desde o primeiro dia podemos começar a alimentar sua inteligência. Os psicólogos estabelecem quatro áreas fundamentais na estimulação da inteligência humana:

Fala

Embora pareça inacreditável, um recém-nascido é capaz de pronunciar mais sons que qualquer adulto. O que ele ainda não sabe é como organizá-los, mas sua capacidade de imitação é muito maior que a nossa. Isso explica por que o bebê é um falante potencial de qualquer idioma, enquanto para os adultos alguns sons são impossíveis de reproduzir. Depois, com o passar do tempo, o bebê vai descartando os sons que não utiliza e seleciona aqueles que escuta com maior frequência.

Sentidos

Com a nossa ajuda, o bebê aprende a associar seus cinco sentidos, de maneira que logo aprende que a voz que está escutando corresponde ao rosto que está vendo ou que quando ouve determinado som é porque está mexendo em um determinado brinquedo. Os sentidos são o mecanismo que nos permite conhecer a realidade, e quanto mais bem organizados e estimulados estiverem, maior será o desenvolvimento de nossa inteligência.

Movimento

A motricidade rege muitas áreas da nossa vida. Estimular o sistema motor desde a infância permitirá reconhecer o próprio corpo, aprender a controlar os movimentos e obter força muscular.

Sociabilidade

O ser humano é um ser social por natureza, e a habilidade para a vida social pode começar a se desenvolver muito cedo se acostumarmos o bebê à presença de novas pessoas. Um círculo muito restrito, no qual só aparecem os pais, pode prejudicar a sociabilidade do bebê quando ele for maior. A música, as canções, as risadas e as brincadeiras no banho o estimularão de modo muito positivo nesse aspecto.

Do que nosso filho é capaz?

Logo nos primeiros dias de vida, nosso bebê consegue fixar o olhar em pontos brilhantes. Ao completar o primeiro mês já mexe a cabeça de um lado para outro, e a partir dos dois meses começa a emitir sons guturais, segue com o olhar os objetos em movimento (primeiro os que se deslocam horizontalmente e depois os que se movimentam no sentido vertical ou circular) e responderá a alguns estímulos com gestos faciais. Provavelmente, em algum momento entre o segundo e o terceiro mês nos dê um presente que jamais esqueceremos: seu primeiro sorriso intencionado.

Aos três meses já é um especialista no conhecimento do mundo que o cerca: consegue distinguir vozes, o tamanho e a proximidade dos objetos, assim como o sabor dos alimentos. Quando está sentado, consegue manter a cabeça erguida e descobre que algumas ações provocam reações. Agora estamos lidando com um ser inteligente. A partir de agora, todos os dias observaremos um novo progresso em nosso bebê.

Alguns sinais que servem de alerta

Embora cada criança manifeste suas aptidões em ritmo próprio, existe um padrão geral que nos serve de guia para detectar se seu desenvolvimento está dentro dos parâmetros normais. Diante de alguma das atitudes, recomenda-se procurar o pediatra e fazer um acompanhamento mais detalhado. Por exemplo: não gira a cabeça nem os olhos para o local de origem dos sons, lacrimeja excessivamente, dorme demasiado (ao ponto de perder uma mamada), encontra-se muito abatido ou muito irritado. Estes são alguns sinais que podem indicar que alguma coisa não vai bem.

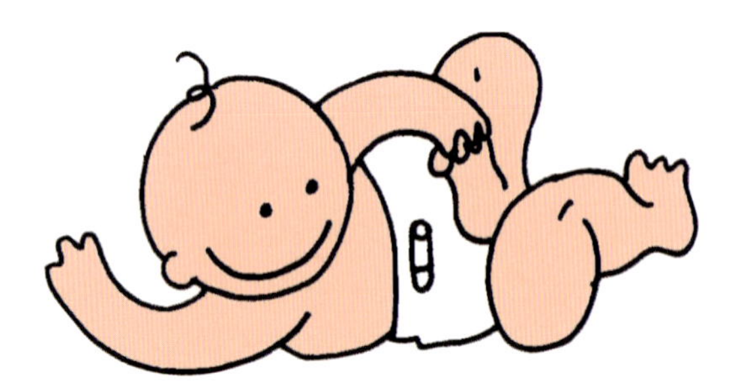

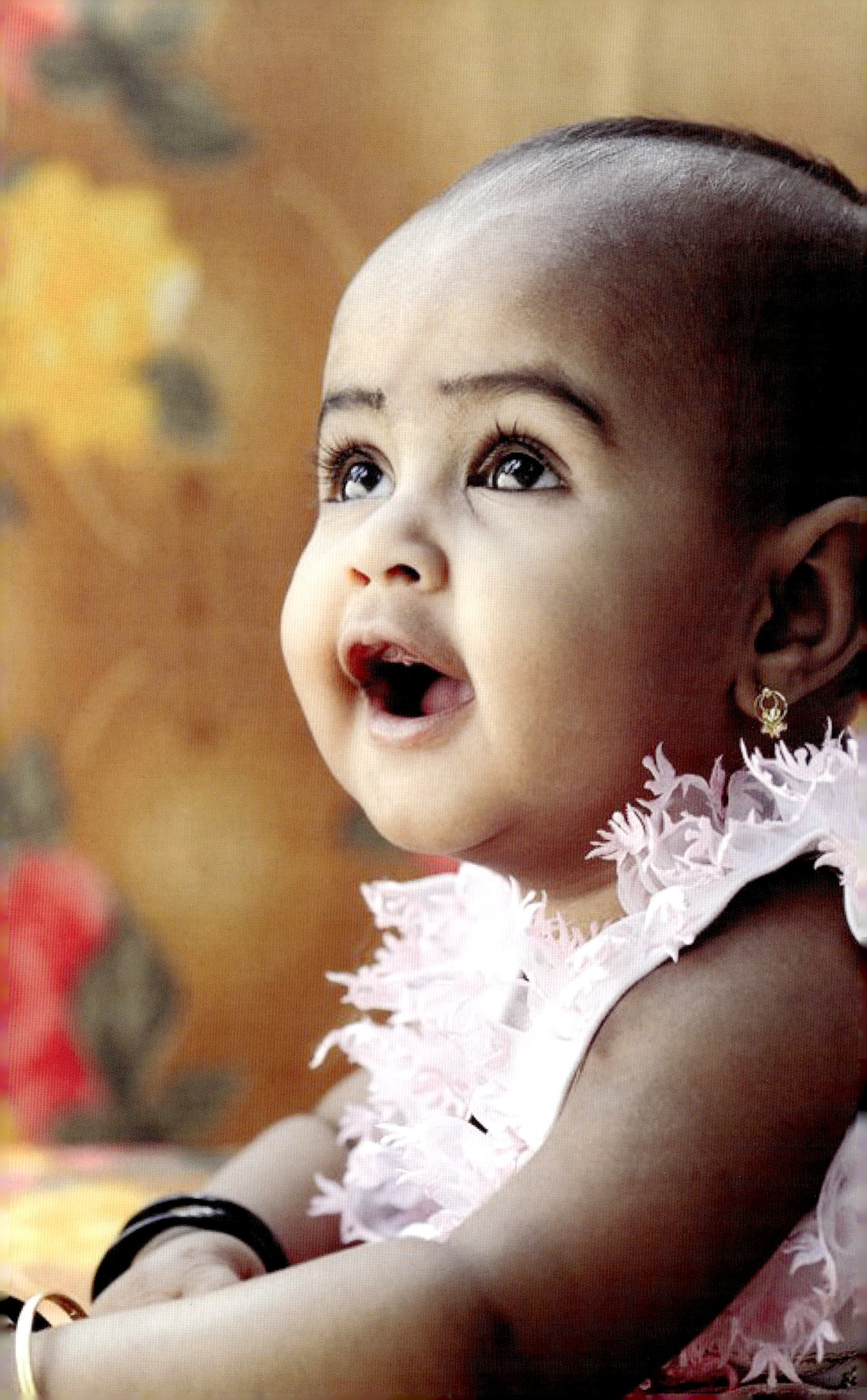

4. Coisas de casal

Nada é como antes

Talvez nada seja como antes, mas quem disse que não pode ser melhor? O fato de ter percorrido um longo caminho para ter nosso filho pode nos fazer pensar que depois da gravidez tudo voltará a ser como antes. Não vamos nos iludir: com um pouco de paciência e muitos exercícios, provavelmente nosso corpo voltará a ser parecido com o que tínhamos antes, mas nossa mente e nossa vida terão mudado para sempre.

Quando começamos a dividir o mesmo teto com alguém, aprendemos a conviver, fomos adaptando nossos pequenos hábitos aos de nosso cônjuge e, aos poucos, construímos um lar harmonioso. Agora precisamos aprender a conviver com uma terceira pessoa. Acreditar que a adaptação só compete a nós é um equívoco. O bebê também é altamente capaz de se adaptar e, com a nossa orientação, fará um grande esforço para se integrar em nosso mundo.

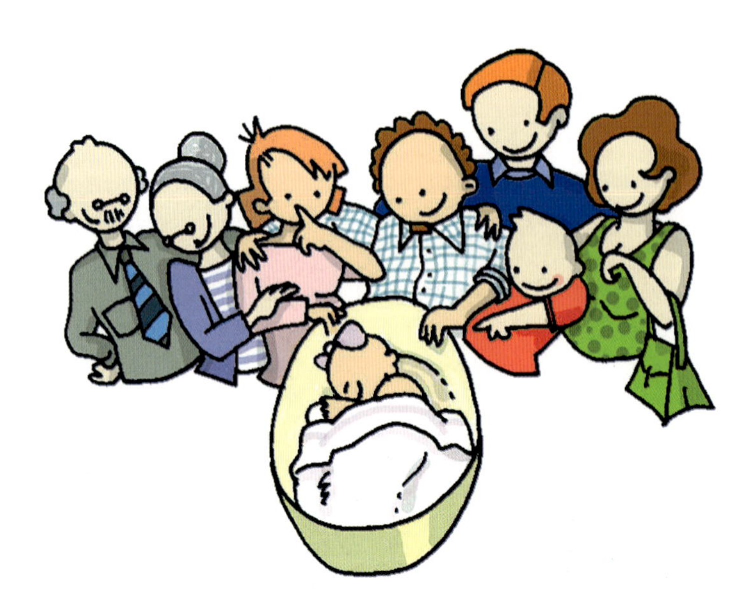

De todo modo, estamos diante de uma nova etapa de nossa vida e a passagem de uma etapa para outra sempre provoca algum tipo de conflito interior. Certamente teremos de abandonar alguns aspectos de nossa vida anterior e enfrentar outros completamente novos e desconhecidos. Nossa atitude influirá muito para que essa transição seja vivenciada de maneira agradável ou, ao contrário, como uma verdadeira crise.

Consenso sobre o modo de criar nosso filho

O casal deve adotar uma posição única com relação aos cuidados do bebê, escutar e avaliar todas as opiniões e tomar as próprias decisões com coerência. A extrema responsabilidade que a proteção de um bebê pressupõe pode trazer à tona alguns aspectos de nosso caráter, dos quais nem suspeitávamos, e será preciso realizar um trabalho de reconhecimento dessas mudanças, como indivíduos, como casal e como pais.

Muitos casais têm sua primeira crise após o nascimento do primeiro filho; os sentimentos fluem em três níveis e nem sempre ao mesmo tempo: quando o homem solicita o carinho da mulher, é possível que o filho esteja exigindo a atenção da mãe; quando está em ação o pai protetor, talvez ela esteja precisando da presença do marido... Isso pode criar situações confusas e turvar um pouco as emoções.

Muito se tem falado do ciúme inconsciente que o pai sente da atenção dispensada ao bebê, levado por um sentimento de exclusão que algumas vezes nada mais é que autoexclusão. Devemos estar atentos às nossas emoções e verbalizá-las com calma e sem acusações. Se algo nos incomoda, a melhor coisa a fazer é colocar para fora essa sensação e procurar, a dois, a origem do descontentamento.

Por que a família inteira dá palpite?

Poderíamos dizer que não devemos permitir que ninguém se intrometa na criação de nosso filho, embora isso não seria completamente justo. Acabamos de nos tornar pais, mas nossos pais também viraram avós e nossos irmãos, tios. Nosso filho uniu as duas famílias em um novo círculo, que é a família do bebê. Esses parentes não só têm a responsabilidade de agir como membros dessa família, como também têm todo o direito de estar em contato com a criança e de estabelecer com ela laços emocionais.

Entretanto, a presença e a interferência dos familiares podem gerar situações embaraçosas. Provavelmente, precisaremos com frequência de seus conselhos ou da ajuda para tomar conta de nosso filho.

Pedindo ou não a sua presença, é possível que ocorram algumas desconfianças e até mesmo rivalidades inconscientes entre as duas famílias. O mais comum é que a nova mamãe encontre o apoio que necessita em sua própria mãe, criando, com isso, um vínculo mais estreito do bebê com a família materna, fato que pode ferir suscetibilidades. Para evitar situações como essa é recomendável que o casal tenha condições de manter o controle absoluto dos cuidados da criança, e que estabeleça uma relação com os avós e demais parentes com base apenas no afeto, e não em questões logísticas, como por exemplo, a necessidade de uma *baby-sitter*.

As relações sexuais depois do parto

As relações sexuais depois da chegada de um filho merecem um parágrafo especial. São muitos os casais, em especial os homens, que garantem que após o primeiro filho suas relações íntimas nunca mais foram as mesmas.

Se levarmos em conta essa afirmação, é óbvio que os fatores que podem interferir em nossas relações, após a chegada do bebê, são inúmeros e não têm a ver só com impedimentos físicos dos primeiros dias após o parto. Vejamos que atitudes podem subtrair qualidade à nossa sexualidade.

Pensamentos femininos que devem ser banidos

Não me sinto atraente

Durante os primeiros meses, aos poucos, nosso corpo deverá recuperar a aparência que tinha antes da gravidez. No entanto, no início é normal nos sentirmos gordas, odiarmos a flacidez de nossa barriga, os seios inchados e os incontáveis pequenos sinais do parto recente, acreditando que não somos tão atraentes como antes e que, aos olhos do nosso marido, no que se refere ao poder de sedução, estamos em desvantagem em relação a qualquer mulher.

O carinho é para o bebê

O núcleo afetivo que se estabelece entre mãe e filho é indestrutível. De um lado, a mamãe pode dedicar todo seu carinho ao filho; de outro, pode sentir que recebe tantas demonstrações de carinho de seu baixinho que já se considera plenamente satisfeita. Pode-se dizer que está saciada no campo afetivo. Desse modo, o binômio mãe-filho se fortalece cada vez mais e se torna impermeável à necessidade de carinho do marido, que pode começar a sentir ciúme do bebê, que é a causa desse distanciamento.

Não sinto desejo

A prolactina, o hormônio do leite, pode provocar uma ligeira queda de libido, mas não podemos esquecer que o desejo está basicamente em nossa mente e que depende muito da autossugestão. Uma boa dica é amamentar o bebê antes de fazer amor; com isso os níveis hormonais serão mais favoráveis.

Pensamentos masculinos que devem ser banidos

Não vejo minha esposa como mulher, e sim como mãe

O novo papai também pode experimentar uma diminuição do desejo sexual, depois de ter assistido ao parto e constatado, com os próprios olhos, tudo o que ser mãe pressupõe no corpo da mulher.

Sexualmente ela deveria ser mais ativa

Seria exatamente o oposto ao anterior. O desejo não só não diminui, mas se transforma em uma espécie de obsessão. As relações sexuais são vistas pelo homem como a única maneira d e reconquistar a esposa, estabelecendo-se assim uma rivalidade inconsciente com o bebê pela atenção da mãe.

Lingerie para momentos especiais

Muitos casais dão um grande valor à roupa íntima como estímulo para suas relações sexuais; alguns escolhem cuidadosamente as peças que serão usadas em ocasiões especiais... Pois bem, nos encontramos em uma das ocasiões mais especiais de nossa vida e nossa roupa íntima terá uma importância fundamental. Talvez não consiga nos deixar sem ar, mas, com toda certeza, ficaremos mais à vontade. Por algumas semanas vamos evitar as fibras sintéticas e as rendas e vamos nos concentrar no algodão. Tanto nossos genitais como nossos seios precisam respirar e pedem tecidos naturais, que não provoquem irritações. O sutiã deve ser adequado para a amamentação, com abertura no bojo, sem costuras e com um reforço especial na base para sustentar os discos absorventes. Também pode ser necessário o uso de uma cinta, que ajudará a devolver a elasticidade aos músculos e segurar a parede abdominal, que se encontra dilatada. A cinta também ajuda a recuperar a postura corporal correta, que foi alterada durante a gravidez.

Contraindicações à relação sexual

Os únicos impedimentos reais às relações sexuais têm caráter fisiológico e são transitórios.

A relação sexual não deve ser reiniciada enquanto o colo do útero não houver fechado e o sangramento vaginal desaparecido. Também é preciso levar em conta a cicatrização completa dos pontos: tanto em caso de episiotomia (incisão efetuada na região do períneo para facilitar a passagem do bebê) como na cesariana, devemos ficar atentos ao estado da cicatriz, já que uma relação sexual prematura poderia reabrir o corte ou provocar infecções.

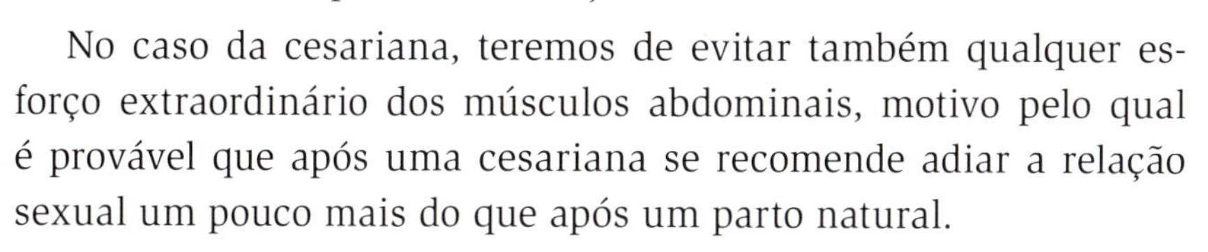

No caso da cesariana, teremos de evitar também qualquer esforço extraordinário dos músculos abdominais, motivo pelo qual é provável que após uma cesariana se recomende adiar a relação sexual um pouco mais do que após um parto natural.

Enquanto a relação sexual não puder ser praticada, devemos encontrar alternativas para continuar mantendo nossa sexualidade viva. Tomar banho juntos, trocar abraços e carícias fará aflorar nossa sexualidade e nos ajudará a viver melhor o período de resguardo.

Métodos anticoncepcionais nos primeiros meses

Não é totalmente verdadeira a crença de que uma mulher não pode engravidar durante a amamentação: a gravidez durante esse período é possível, sim. Mesmo não havendo menstruação, a ovulação pode igualmente ocorrer. De fato, passados vinte e um dias do parto, a ovulação já é possível.

Portanto, se não quisermos voltar ao hospital depois de nove ou dez meses, será preciso tomar algumas precauções.

Alguns métodos anticoncepcionais, como os hormonais, não terão eficácia, já que elementos como o estrogênio e a progesterona são eliminados por meio do leite materno.

O ideal é conversar com o seu médico e verificar o melhor método para o seu caso.

Como voltar a uma vida sexual plena

Sem pressa, mas sem pausa. Essa frase, que pode ser aplicada a tantas situações, é adequada também a este caso. A impaciência só nos trará ansiedade e tensão. Não existem regras que sirvam para todos; devemos escutar nosso corpo e deixar fluir nosso desejo. Devemos prestar atenção às nossas sensações, às fantasias que nossa mente cria e não forçar nada... mas, também, não vamos dormir no ponto!

Embora demos como certo que os dois se amam profundamente e que o sentimento é recíproco, também sabemos que não só de amor vive o homem. Será preciso manter o jogo de sedução se quisermos que a paixão continue viva. Não podemos abandonar nossa aparência física e nosso charme, e é bom aprender desde o começo a reservar espaços “apenas para os dois”. Sempre haverá uma pessoa de confiança disposta a ficar com o bebê durante algumas horas; jantar fora pode fazer parte da reconquista.

Nosso filho será grato por ter nascido no lar de um casal apaixonado.

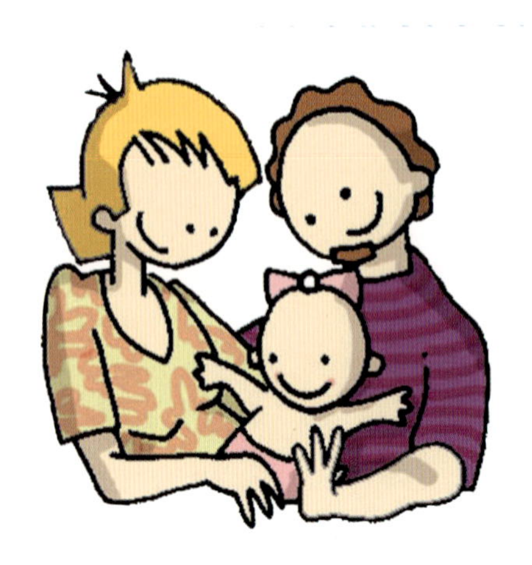

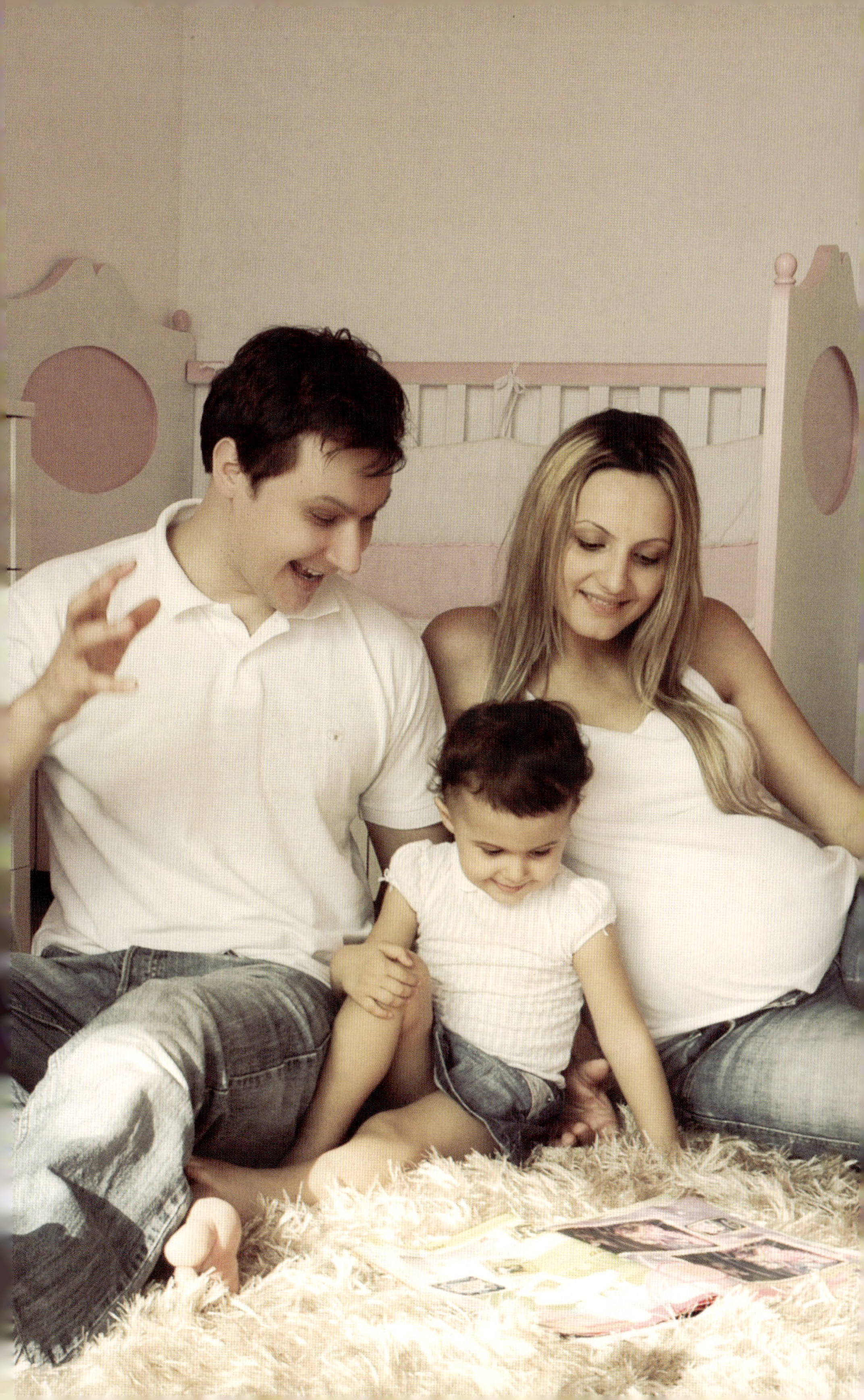

Evolução: guia rápido

	Aparência física	Funções	Sociabilidade
Primeiro mês	3,5 kg aprox. 50 cm aprox. Rosto redondo Tórax arredondado Abdome proeminente Mamilos inchados (devido à presença dos hormônios femininos da gravidez) Órgãos genitais dilatados (devido à inflamação sofrida após o parto) Braços e pernas curtos Possibilidade de alguma deformação nos pés (pela posição no ventre materno) Vasos sanguíneos visíveis nas pálpebras e na nuca Canal auditivo curto (permite ver o tímpano facilmente) Pele levemente amarelada e descamação	Postura de flexão parcial Cabeça pendendo para o lado Visão embaçada (consegue distinguir formas, mas de maneira difusa) Espirros frequentes (nem sempre significam resfriado) Mãos fechadas	Dorme a maior parte do tempo Procura por nossa presença quando sente fome Gosta de nosso contato físico Acalma-se ao ouvir nossa voz e as batidas de nosso coração

Segundo mês	5 kg aprox. 58 cm aprox. Fortalecimento dos músculos do pescoço Tom de pele normal e desaparecimento da descamação Retração do umbigo	Movimentos precisos e com maior coordenação Mexe a língua para produzir sons e chupar a mão As mãos começam a se abrir	Responde aos estímulos com diferentes manifestações (alegria, excitação, raiva) Alegra-se com a presença das pessoas (demonstra isso mexendo os braços e as pernas)
Terceiro mês	5,5 kg aprox. 60 cm aprox. Controle da musculatura do pescoço Diminuição do tamanho dos órgãos genitais Desaparecimento espontâneo das leves deformações dos pés Desaparecimento da proeminência do abdome	Gesto consciente de pegar objetos Levanta a cabeça e consegue se virar Fixa o olhar Produz grande número de sons	Começa a “brincar” (pegando e batendo os objetos próximos e respondendo intencionalmente a nossos estímulos) Conversa (quando falamos com ele, parece responder produzindo sons guturais)

Impresso na gráfica da
Pia Sociedade Filhas de São Paulo
Via Raposo Tavares, km 19,145
05577-300 - São Paulo, SP - Brasil - 2013